带你认识中医

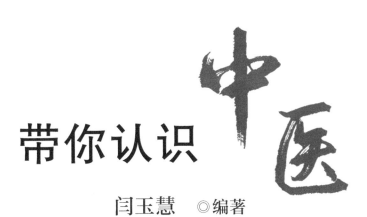

闫玉慧　◎编著

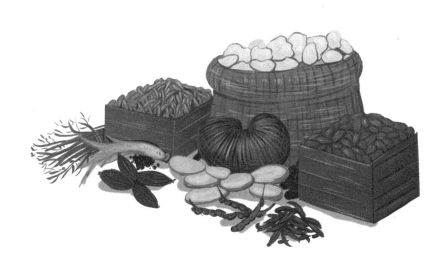

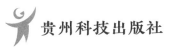
贵州科技出版社

图书在版编目(CIP)数据

带你认识中医／闫玉慧编著. -- 贵阳：贵州科技
出版社，2020.10
ISBN 978-7-5532-0876-3

Ⅰ.①带… Ⅱ.①闫… Ⅲ.①中国医药学-普及读物
Ⅳ.①R2-49

中国版本图书馆 CIP 数据核字(2020)第 179394 号

带你认识中医

DAI NI RENSHI ZHONGYI

出版发行	贵州科技出版社	
地　　址	贵阳市中天会展城会展东路 A 座(邮政编码:550081)	
网　　址	http://www.gzstph.com	
出 版 人	熊兴平	
经　　销	全国各地新华书店	
印　　刷	贵州新华印务有限责任公司	
版　　次	2020 年 10 月第 1 版	
印　　次	2020 年 10 月第 1 次	
字　　数	220 千字	
印　　张	13	
开　　本	710 mm × 1000 mm　1/16	
书　　号	ISBN 978-7-5532-0876-3	
定　　价	48.00 元	

天猫旗舰店:http://gzkjcbs.tmall.com

京东专营店:http://mall.jd.com/index-10293347.html

作者简介

　　本书由毕节医学高等专科学校闫玉慧老师编写。闫玉慧老师是该校中医养生保健教研室主任,中医学副教授,硕士研究生,执业医师,执业药师,国家职业技能鉴定考评员,国家药学资源库建设组成员,国家中医执业医师考官库成员,中国中药协会亚健康药物研究专业委员会第一届委员会委员,中国老年保健医学研究会中医养生保健技术分会第二届委员会委员。近5年来,公开发表学术论文20余篇,主编、参编各类教材6部,主持、参与各级课题10项。

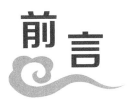

前言

　　中医学是中华民族的瑰宝,它既是中国人民与疾病做斗争的经验总结,也是中国优秀传统文化的重要组成部分,千百年来为中国人民的身体健康和中华民族的生存繁衍做出了巨大贡献。为更好地促进中医传承和发展,也为贯彻和落实中医文化进校园精神,特编纂《带你认识中医》。本书共分五个章节:第一章介绍历代著名医家;第二章介绍古代中医行医的相关知识;第三章介绍中医核心基础理论;第四章介绍中药、方剂基本知识;第五章介绍中医养生的基本原则和方法;附录摘录了一些常用中药、方剂等方面的歌诀,供大家参考。

　　学习中国传统医学,弘扬传统医学文化,必须知道每个时代的名医大家,了解其伟大事迹和主要主张与贡献;必须研读名著要籍,领会其精神要理,剖析名家之学术宗旨和治学方法。只有这样才能领悟我国古代医者坚持以民为本、仁爱为本、精益求精、精诚不倦的职业灵魂,才可以达到孙思邈所说"博极医源,精勤不倦""发大慈恻隐之心,普救含灵之苦",才能自觉积累精湛医术、涵养高尚医德,在自己的职业岗位和擅长的领域,为国家、社会做出应有贡献,自觉把个人这一滴水融入中医学发展的汪洋大海,使中医学事业更加富有生机和希望,从而实现自身人生价值。

本书涉及的名医有的贵为帝王，有的身为宰辅，而大多数为平民百姓。他们或为氏族、部落亲尝百草而不惜生命，或坚持创新，不迷信权威，或甘于清贫，乐善好施，或深入民间，尊重实践，乐于向人民群众学习，而目的只有一个——救死扶伤、造福百姓。本书列举的主要是名医大家及其名著要籍，但历史上没留下任何姓名和事迹的医者，应是千千万万、不胜枚举的，他们默默奉献自己的一生，造福一县一乡，他们只是中医事业大海中之一粟、森林之一叶。

书是可以在一定时日读完的，而追求"精诚大医"的路是终生的事业。如果您是医者，希望您能够理解笔者编写本书的初衷——不忘学医、从医之初心，为中医事业做出应有的贡献；如果您是其他职业的从业者，而非医者，那么也希望您读了本书，更加理解中医之灵魂，对无数默默奉献的医者，给予多一分理解和关注。

闫玉慧

2020 年 5 月

目 录

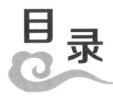

第一章 历代著名医家

 伏 羲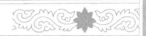

    伏羲,风姓,《史记》中称伏牺。生于陇西成纪,所处时代约为旧石器时代中晚期。伏羲是中华民族敬仰的人文始祖,居三皇之首,也是我国最早的有文献记载的创世神。相传伏羲人首蛇身,与女娲兄妹相婚,生儿育女。

    相传伏羲是人类历史上第一个帝王,建都陈国,在位100多年,也称人皇。伏羲去世后,留下了大量关于他的神话传说,说他根据天地万物的变化,发明创造了八卦;又创造了文字,结束了结绳记事的历史;并结绳为网,教会了人们渔猎的方法;还发明了乐器,创作了乐曲,把音乐带进了人们的生活;同时他还是中医学的创始人,在中华民族追求文明和进步的进程中,具有奠基和启蒙之功。

    相传伏羲在医学方面的贡献主要有以下几个方面:一是根据天地万物的变化,发明创造了八卦,成为后世中医学理论哲学思想的主要文化根源之一;二是带领人们围着篝火跳舞,驱寒取暖,发现通过这种运动,可以祛除身上的一些病痛,强健身体,这便是传统体育活动及导引术的雏形;三是创制了九针,这对中医学的发展具有重大的意义。

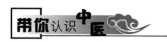

神 农

　　神农,即炎帝,远古传说中的太阳神,号神农氏,被世人尊称为"药祖""五谷先帝""神农大帝"等,为华夏三皇之一。他是传说中农业和医药的发明者,他教人农耕与医疗,是掌管医药及农业的神祇,能保佑农业收成、人民健康,更被医馆、药行视为守护神。我国现存最早的药物学专著《神农本草经》,即托名于神农。该书共3卷,收载药物300多种,分为上、中、下三品,该分类法即后世所称的"三品分类法"。书中系统地总结了汉代以前的药学成就,对后世本草学的发展具有深远的影响。书中记述的药学理论,如四气五味、有毒无毒、配伍法度等,为中药学的发展奠定了基础,而书中所载的某些药物及其功效,如黄连治痢,阿胶补血,人参补虚等,至今仍为临床所习用。

　　传说神农样貌奇特,人身牛首,三岁知稼穑,长大后,身高八尺七寸,身材瘦削。他亲尝百草,发现草药用以治病;发明刀耕火种,创造了两种翻土农具,教民垦荒种植粮食;还领导部落人民制造出了饮食用的陶器和炊具。《淮南子》记载:神农尝百草之滋味,一日而遇七十毒。后来,神农由于服过多毒药,积毒太深,不幸身亡。为了纪念他,人们奉他为药神,并建药王庙祭祀他。

黄 帝

　　黄帝,姬姓,号轩辕氏。传说是远古华夏民族的共同领袖,五帝之首。

　　传说黄帝一生下来,就显得异常神灵,生下没多久,便能说话。到了15岁,已经无所不通,到了20岁,就继承了王位。黄帝在位期间,治国有方,政治稳定,文化进步。播百谷草木,大力发展生产,始制衣冠、建舟车、制音律、创医学等。成书于战国至秦汉时期的《黄帝内经》,托名于黄帝,以黄帝与岐伯讨论医学一问一答的形式而撰成,后世称中医学为"岐黄"或"岐黄之术",即源于此。《黄帝内经》虽托名于黄帝,但并非一人一时之作。该书包括《素问》和《灵枢》两部分,其内容非常广泛,许多方面的论述代表了当时的领先水平。

《黄帝内经》的成书,是中医学理论体系形成的标志,在中国医学史上有很高的学术地位。《黄帝内经》曾被译成日、英、德、法等文字,对世界医学的发展也产生了重大的影响。《黄帝内经》以古代的解剖知识为基础,古代的哲学思想为指导,通过对生命现象的长期观察,以及医疗实践的反复验证,由感性到理性,单一到综合,逐渐发展而成,提出了许多重要的理论原则和学术观点。它不仅奠定了中医学理论体系的基本框架,也为后世中医学的不断完善与发展提供了可能。

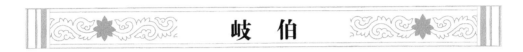

岐 伯

岐伯,远古著名的医家,由于年代久远,关于他的籍贯有不同的说法。岐伯从小喜欢观察自然界的事物和现象,善于思考,博学多才,有远大的志向。后见许多人死于疾病,便立志学医,尝味百草,于是成为当时著名的医生,被后世尊称为"华夏中医始祖""医圣"。

宋《路史》载:"古有岐伯,原居岐山,后世尊称为'华夏中医始祖''医圣'。黄帝至岐见岐伯,引载而归,访于治道。"今传《黄帝内经》基本上是黄帝询问,岐伯作答,以阐述医学理论。这显示了岐伯高深的医学造诣。中国传统医学素称"岐黄""岐黄之术",岐伯为黄帝之臣,却名列黄帝之前,可见岐伯在医学方面的地位。

相传岐伯在医学方面的主要贡献有以下几个方面:一是创立了中医学基本理论;二是开创了中医学著述的先河;三是创立了中医针灸学理论和人体按摩学;四是创立了中药学;五是创立了中医养生理论;六是创立了生命哲学的国学基础。据记载,托名岐伯的著作约有8种,且后人对其评价很高。现今盐亭县有许多岐伯文化遗迹,如岐伯庙、岐伯堂、岐伯宫、岐伯村、岐伯坝、岐柏树等,还有许多关于岐伯的民间传说。

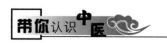

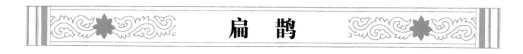

俞跗

　　俞跗,远古著名医家,相传是黄帝的臣子,治病多采用外科手术,除体表切割手术之外,也能做腹部手术。《史记·扁鹊仓公列传》载:"臣闻上古之时,医有俞跗,治病不以汤液醴洒,镵石挢引,案扤毒熨,一见病之应,因五藏之输,乃割皮解肌,诀脉结筋,搦髓脑,揲荒爪幕,湔浣肠胃,漱涤五藏,练精易形。"西汉时期三位文史学家都记述了上古名医俞跗的事迹。相传,在5000年以前,俞跗治疗疾病时已经懂得"割皮解肌"、漱涤五脏的现代外科技术。

　　俞跗医术非常高明,他除了能采用外科手术割肌剖腹,对经络也颇有研究。传说5000年前,中华大地最大的两个部落展开了一场争夺天下的大战,一个是以黄帝为统帅的黄帝部落、炎帝部落联盟,一个是以蚩尤为首领的蚩尤部落。每个阵营都是伤兵满营,但仍是不分胜负。黄帝让岐伯赶快想出一个快速医好伤兵、提高战斗力的好方法,岐伯推荐了俞跗。俞跗一不用针,二不用灸,三不用药,四不用酒,只在脚上找到一些穴位后,点拨之间就治好了伤病。这就是俞跗摸脚定天下的传奇故事。上医俞跗找到了脚底治病的根本,为现代创建足全息医学奠定了坚实的基础。

　　在俞跗晚年的时候,黄帝派仓颉、雷公、岐伯三人,用了很长时间,把俞跗的医术整理出来,然而,还没有来得及公布于众,仓颉就去世了。后来俞跗的儿子俞执把这本书带回来交给父亲修订。不幸的是,他们遭遇了火灾,房屋、医书和全家人一起化为了灰烬。

扁鹊

　　扁鹊,秦氏,名越人,号卢医,春秋战国时期著名医家。扁鹊年轻时曾管理客馆,结拜了名医长桑君,得其真传,擅长各科,后开始行医生涯。因其医术高明,被当时的人尊称为神医,并且借用上古神话中黄帝的神医"扁鹊"的名号来称呼他。

他不但医术精湛,而且能够随各地的习俗来改变自己的医治范围,如在赵为妇科,在周为五官科,在秦为儿科。后为秦武王治病,遭太医李醯嫉妒而被杀害。

在那个时候,扁鹊诊病已经应用了中医的四诊法,即望、闻、问、切。他精于望色,通过望色判断病证及其演变和预后。先秦时期,中医的脉诊主要是三部九候诊法,而扁鹊是我国历史上最早应用脉诊来判断疾病的医生,并且提出了相应的脉诊理论。扁鹊还十分重视疾病的预防,从《扁鹊见蔡桓公》这个例子来看,他之所以多次劝说及早治疗,其中就有"防病于未然"的思想。在治疗方面,扁鹊精于内科、外科、妇科、儿科、五官科等科,能熟练地运用砭刺、针灸、按摩、汤液、热熨等综合治疗的方法。

相传中医四大经典著作之一《难经》(原名《黄帝八十一难经》,在脉诊、经络、命门、三焦等方面补充了《黄帝内经》的不足,奠定了中医学独取寸口的切脉诊断方法),其内容可能与扁鹊有一定关系。扁鹊用一生的时间,认真总结前人和民间经验,结合自己的医疗实践,在病理、诊断和治法上为中医学做出了卓越贡献,对我国医学的发展有较大的影响。因此,医学界历来把扁鹊尊为我国古代医学的祖师,说他是"中国的医圣""古代医学的奠基者"。

 # 淳于意

淳于意,又称仓公,姓淳于,名意,西汉著名医家。他曾任齐太仓令,精于医道,善辨证审脉,治病多验,后因得罪权贵,获罪肉刑,幸得其女缇萦上书汉文帝,愿以身代,才幸免。从此,淳于意脱离官场,专事行医。

淳于意在医学上的最大贡献是首创"诊籍",他所诊治的病人,都留有记录,内容涉及病人的姓名、职业、居处、病名、脉象、病因、用药、疗效等,他把这些记录装订成册,起名叫《诊籍》。这些记录《史记》收录了 25 例,成为我国最早见于文献记载的医案,其体例为医案之创始。司马迁把他与扁鹊合并立传,即《史记·扁鹊仓公列传》。第二大贡献是发展了扁鹊的医学理论。如在脉诊中,他对各种脉象进行了界定,能够根据脉象诊出病源、病灶、疾病的转化和预后;他对经络在人体中的分布部位,也形成了明确的认识。第三大贡献是改变了医术的传授方式,把原来十分神秘的医学传播方式,变为公开的带徒教授方式,避免了医术的失传,有利于医学队

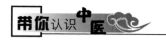

伍的扩大。

　　淳于意治疗疾病，不仅采用药物治疗，还广泛运用各种物理疗法及针灸技术。如用冰袋或冷毛巾敷额等，这在汉朝可以说是一种发明创造。对于针灸技术，在《诊籍》中已见有效地应用。淳于意不但是著名的医学家，而且也是热心的教育家。据《史记·扁鹊仓公列传》记载，他是秦汉时期文献记载中带徒最多的一位医家，为医学的广泛传播和发展做出了重要的贡献。张仲景在《伤寒杂病论》序中道："上古有神农、黄帝、岐伯、伯高、雷公、少俞、少师、仲文，中世有长桑、扁鹊，汉有公乘阳庆及仓公，下此以往，未之闻也。"

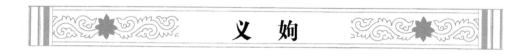

义 妁

　　义妁（又作义姁）（生卒年不详），汉武帝时河东人。她是我国历史上第一个有记载的女医生，被誉为巾帼医家第一人。

　　相传义妁自幼天资聪颖，对民间医药很有兴趣，立志成为一名女医生。可是古代不准女子学医，她只能暗中偷学，遇有医生走村串户看病，她总爱跟在后面，看医生怎样望、闻、问、切，听医生讲解医理，并虚心求教。久而久之，她不仅学到了许多医药知识，而且积累了丰富的实践经验。有一天，外村抬来一位腹部臌胀的病人，肚子比将要临产的孕妇还大。义妁在对病人仔细诊断后，拿出银针在病人的腹部和大腿处扎了几针，然后拿出一包自制的药粉撒在他的肚脐上，同时给病人煎服汤药。几天以后，病人腹部臌胀开始消退，不久就痊愈了。自那以后，义妁的医名便在方圆百里传开了。

　　义妁悬壶济世，医德高尚，医术精湛，深受群众的爱戴。她不但擅长内科杂症，而且对外科、针灸也很精通，尤其擅长妇科。汉武帝的母亲王太后年老多病，汉武帝听说义妁医术高超，便将她召入宫内封为女侍医，专为王太后治病，她到宫中以后，很快将王太后的病治好了，深得王太后信任。

　　西汉时，我国在医事制度上已专门设有"女医"，古称"视产乳之疾者"。王太后死于公元前126年，因此，义妁的医事活动在公元前126年以前。可惜她的生平和医学成就都没有史料记载，只知道她是我国历史上第一位有名的女医生。

淳于衍

淳于衍,复姓淳于,名衍,是汉宣帝时期的宫廷女医。汉宣帝皇后将要分娩时患病,便派淳于衍入宫为皇后看病。淳于衍因此不幸被扯入宫廷斗争,受霍光夫人威逼,毒害皇后,后又得到霍光的庇护而免于问罪。

女子行医,始于汉代。当时出现了一批民间女医,她们中医术高明者,常应诏担任宫廷女医,淳于衍便是其中之一。她虽来自民间,没有经过专门的医学学习,但是她天资聪慧,勇于实践,在与各种疾病斗争中,积累了许多行之有效的医疗经验。淳于衍精于切脉,通晓医药,有"女中扁鹊"之称。

秦汉时期,妇产科有很大进步,有关妇女经、带、胎、产、杂病的基本医疗知识已初步形成。《汉书·艺文志》记有《妇人婴儿方》19卷,是最早的妇产科文献。淳于衍是我国目前所知最早的专职妇产科医生。

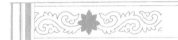 

华 佗

华佗(约145—208年),字元化,东汉末年著名医家。华佗生活的时代军阀混战,疫病流行,百姓生活十分艰苦。为此,他钻研医术而不求仕途,一生行医各地,声誉颇著,在医学上有多方面的成就。他医术全面,熟练地掌握了针灸、手术等治疗手段,也精通内科、妇科、儿科等,尤善外科。他曾把自己丰富的医疗经验整理成一部医学著作,名曰《青囊经》,可惜已失传。

华佗与董奉、张仲景并称为"建安三神医"。华佗经过数十年的医疗实践,熟练掌握了养生、方药、针灸和手术等治疗手段,并精通各科,临证施治,诊断精确,方法简捷,疗效神速。华佗所留医案共26则,在先秦和两汉医家中算是较多的。从治疗范围来看,属于内科的有热性病、内脏病、精神病、肥胖病、寄生虫病等,属于外科、儿科、妇科的有外伤、肠痈、肿瘤、骨折、死胎、小儿泻痢等。他发明了"麻沸散",是世界上第一个使用麻醉药进行外科手术的人,且此技术比西方早了1600多年。

他因此被称为"外科圣手""外科鼻祖",而后人也多用"神医华佗"来称呼他,又以"华佗再世""元化重生"称誉有高超医术的医师。他吸收前人"导引"的精华,重视健身以防病,并模仿虎、鹿、熊、猿、鸟等的动作创制了"五禽戏",开创了体育保健和运动疗法的先河。

张仲景

张仲景(约150—约219年),名机,字仲景,东汉末年著名医家。相传张仲景学医于同郡张伯祖,曾举孝廉,做过长沙太守。当时伤寒流行,病死者无数,张仲景亲眼看见了各种疫病流行对百姓造成的严重后果,经钻研古代医书,并广泛收集医方,他写出了传世巨著《伤寒杂病论》,这是继《黄帝内经》之后,又一部影响深远的医学典籍。《伤寒杂病论》的问世,代表了中医临床医学的发展和辨证论治法则的确立,奠定了中医临床医学的基础。

《伤寒杂病论》的贡献主要在于,发展并确立了中医辨证论治的基本法则。其创造性地把外感热性病的所有症状,归纳为六个症候群和八个辨证纲领,以六经来分析疾病在发展过程中的演变和转归,以八纲来辨别疾病的属性、病位、邪正消长和病态表现。辨证论治不仅为诊疗外感热病提出了纲领性的法则,同时也给中医临床各科找出了诊疗规律,成为指导后世临床实践的基本准则。

对于治则和方药,《伤寒杂病论》的贡献也很大。书中提出的治则以整体观念为指导,调整阴阳,扶正祛邪,并在此基础上创立了一系列卓有成效的方剂。这些方剂对于后世方剂学的发展有着深远影响,许多著名方剂如白虎汤、乌梅丸、炙甘草汤等,在现代仍然发挥着巨大作用。另外,在剂型上,此书也勇于创新,其种类之多超过了汉代以前的各种方书。此外,对各种剂型的制法也记载甚详,对汤剂的煎服方法也交代颇细。所以后世称《伤寒杂病论》为"方书之祖",称此书所列方剂为"经方"。

《伤寒杂病论》对针刺、灸烙、温熨、药摩、吹耳等治疗方法有许多阐述,对急救方法也有收集,如对自缢、食物中毒等的救治就颇有特色,其中对自缢的解救近似现代的人工呼吸。《伤寒杂病论》奠定了张仲景在中医学史上的重要地位,并且随着时间的推移,其科学价值越来越突出,成为后世从医者必读的重要医学典籍。张仲景也因对医学的杰出贡献被后人称为"医圣"。

历代注释、阐发《伤寒杂病论》的著作很多,不仅如此,《伤寒杂病论》的影响远远超出了国界,对亚洲各国,如日本、朝鲜、越南等的影响很大。特别是日本,历史上曾出现专研张仲景的古方派。直至今天,日本中医界还喜欢用"经方",同时日本一些著名制药公司出品的中成药中,采用"经方"的占60%以上。由此可见,《伤寒杂病论》对日本中医界有着深远的影响。

 # 王叔和

王叔和(201—280年),名熙,字叔和,魏晋时期医家。他从小勤奋好学,且熟悉修身养性之术,尤擅脉学之理。由于他医术高明,被推选为曹操的随军医生,其后任王府侍医、皇室御医等职,后又被提升为太医令。王叔和利用当太医令这个有利条件,阅读了大量的医学著作。这为他攀登医学高峰奠定了坚实的基础。在中医学发展史上,他做出了两大重要贡献:一是著述《脉经》,二是整理《伤寒杂病论》。

《脉经》是中国现存最早的脉学专著,计10多万字,10卷,98篇。该书全面总结并发展了西晋以前的脉学经验,将脉的生理、病理变化等归纳为24种脉象,并详细地阐明了脉的搏动次数、形态、节律、气势和通畅程度等脉理知识,统一了脉象标准,确立了寸口脉诊法,首创了三部九候及脏腑分配原则,成为后世脉学之典范,也使脉学正式成为中医诊断疾病的一门科学。另外,他还强调诊脉时要注重病人的年龄、性别、身高、体形、性格等不同因素。《脉经》序言中提到,诊脉"在心易了,指下难明",这句话也成了教授和学习脉学的警句。

王叔和在整理中医古文献方面所做的贡献是巨大的。中医经典著作《伤寒杂病论》因战乱而散佚零乱,王叔和为使这部奇书恢复面貌,搜集张仲景旧论,到各地寻找该书的原本,并加以整理、修复和重新编次,最终将其分为《伤寒论》与《金匮要略》,是故张仲景之学借王叔和之手才得以保存下来。另外,王叔和治学严谨,在著述引用文献时,或以标题形式列出,或以文后加注的形式注明文献出处,值得后世效法。

除此之外,王叔和在养生方面也有精辟的论述,提出饮食不可过于杂乱,要适量,是我国早期对饮食养生的较系统论述者。

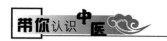

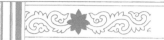

皇甫谧

皇甫谧(215—282年),名静,字士安,自号玄晏先生,三国至西晋时期学者、医家、史学家。皇甫谧出身于名门世族,其曾祖父皇甫嵩因镇压黄巾起义有功,官拜征西将军、太尉。后来,皇甫氏族渐趋没落,其父仅举孝廉。皇甫谧出生后即丧生母,后过继给叔父,在战乱中度过了童年和少年时代。皇甫谧自幼贪玩不上进,后得叔母训教,从此,发奋读书。他42岁左右得风痹,便全心攻读医学,开始编撰《针灸甲乙经》;46岁时,已声名鹊起,魏相司马昭征聘,不仕,作《释劝论》;51岁时,晋武帝续诏,不仕;54岁时,举贤不起,自表就帝借书,武帝送书一车;61岁时,帝又诏封,不应,著《笃终论》;68岁时,《针灸甲乙经》刊发经世。皇甫谧去世后,其子遵父遗训,择不毛之地,将其薄葬于塬边,世人称之为"皇甫冢子"。

皇甫谧一生以著述为业,编撰了《帝王世纪》《高士传》《逸士传》《列女传》《针灸甲乙经》等书,在医学史和文学史上都负有盛名,特别是在针灸学史上,有很高的学术地位,并被誉为"针灸鼻祖"。其著作《针灸甲乙经》是中国现有最早的针灸学专著,奠定了中医针灸学科的理论基础,对针灸学乃至整个医学事业的发展做出了不可磨灭的贡献。唐代医署把《针灸甲乙经》作为医生必修的教材之一;晋代以后的许多针灸学专著,大多是在此书的基础上加以发挥而写出来的。此书也传到了国外,受到各国,特别是日本和朝鲜的重视。现在的针灸学不但在国内得到迅速发展,并且已经风靡世界,世界卫生组织已经正式批准把针灸列为治疗专项。

董奉

董奉(220—280年),又名董平,字君异,号拔墘,生于建安时期,三国时期名医。董奉少年学医,信奉道教。他年轻时曾任候官县小吏,不久归隐,在村后山中,一面练功,一面行医。董奉医术高明,治病不收钱物,只要求重病愈者在山中栽杏5株,轻病愈者栽杏1株。数年之后,有杏万株,郁然成林。春天杏子成熟时,董奉便在树下建一草仓储杏。需要杏子的人,可用谷子自行交换,再将所得之谷赈济贫民。后世称颂医家"杏林春暖"之语,即源于此。

董奉晚年到庐山隐居,继续行医。《浔阳志》记载,董奉在庐山的大中祥符观里待过。也有人说,董奉年轻时就离开故乡前往庐山学道,为民除害。据《庐山志》记载,浔阳城东门通大桥,常有蛟,为害百姓,董奉治之,少日见一蛟死浮出。《庐山志》还记载董奉在江西行医期间,有一县官女儿得了怪病,久治无效,请董奉医治即愈,于是县令便把女儿嫁给董奉为妻。

董奉医术高明,不求名利,又乐善好施,医德高尚,其"杏林春暖"的故事被人们传为佳话。后世以"杏林春暖""誉满杏林"称誉医术高超、医德高尚的医家,唤中医为"杏林"。

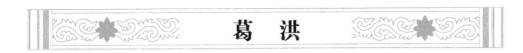

葛　洪

葛洪(284—364年),字稚川,自号抱朴子,晋代道教学者、炼丹家、医药学家。葛洪出身江南士族,13岁时丧父,家境渐贫,以砍柴所得换回纸笔,劳作之余,抄书学习,常至深夜,乡人因而称其为抱朴之士。他一生主要活动是从事炼丹和医学,既是一位儒道合一的宗教理论家,又是一位从事炼丹和医疗活动的医学家。他在炼丹方面颇有心得,《抱朴子》是其代表作,该书分内篇与外篇。内篇20卷,论述方药、养生延年等,总结了晋代以前的方术,包含守一、行气、导引等,还有他所发现的汞的氧化还原反应,为医药学积累了宝贵的资料;外篇50卷,论述人间得失,世事臧否,阐明其社会政治观点。全书将道教理论与儒家纲常名教相联系,开融合儒、道两家哲学思想体系之先河。《抱朴子》的问世,对道教的发展产生了深远的影响。

葛洪在医药方面也颇有成就,代表著作为《肘后备急方》。此书书名的意思是可以常常备在肘后(带在身边)的应急书。书中尤其强调灸的使用,用浅显易懂的语言清晰明确地注明了各种灸的使用方法。该书收载了多种疾病,其中有很多是珍贵的医学资料。书中对天花症状的记述,以及对于天花的危险性、传染性的描述,都是世界上最早的记载。书中还提到了结核病,并提出了结核病"死后复传及旁人"的特性,对其论述的完备性不亚于现代医学。对于流行病、传染病,书中提出了"疠气"的概念,认为这绝不是所谓的鬼神作祟。书中对恙虫病、疥虫病等寄生虫病的描述,也是世界医学史上最早和最准确的。

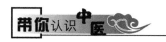

 鲍　姑

　　鲍姑(约 309—343 年),名潜光,葛洪之妻,晋代著名炼丹家,我国医学史上第一位女灸学家,也是中国古代 4 位女名医(西汉义妁、晋代鲍姑、宋代张小娘子、明代谈允贤)之一。她出生于一个官宦兼道士之家,其父鲍靓是南海太守。她医术精湛,擅长灸法,以专治赘瘤和赘疣而闻名。她的一生几乎都在广东度过,行医、采药足迹广阔,经常出没于崇山峻岭、溪涧河畔。足迹所到之处,至今皆有县志、府志及通史记载,当时的人都把她尊称为"鲍仙姑"。

　　遗憾的是,鲍姑没有留下著作,后人认为她的灸法经验可能渗入到葛洪的《肘后备急方》中。该书有针灸医方 109 条,其中灸方占 90 余条,并对灸法的作用、效果、操作方法、注意事项等都有较全面的论述。据分析,葛洪不擅长灸法,《肘后备急方》中收入如此丰富的灸方,可能与擅长灸法的鲍姑有密切的关系。

　　鲍姑的灸术,不仅名噪一时,而且相传了好几代人。鲍姑死后,岭南人民为了纪念她,在广州越秀山下三元宫内修建鲍姑殿,以表纪念。

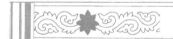 陶弘景

　　陶弘景(456—536 年),字通明,自号华阳居士,南朝齐梁间著名的养生家、道教理论家和医家。因梁武帝常以书信的形式询问他朝中大事,故人称"山中宰相"。他出身于南朝士族,对地理、医药、化学等都有一定研究,其炼丹成就为丰富我国后世本草学,推动原始化学的进展具有积极作用。而他对药物学的最大贡献,是编写了继《神农本草经》之后的另一部药物学重要文献《本草经集注》。该书在描述内容、所载药物的数量以及分类方法等方面,都比《神农本草经》上了一个新台阶。陶弘景也被称为我国医药学史上对本草学进行系统整理,并加以创造性发挥的第一人。

　　《本草经集注》在《神农本草经》的基础上加入了 300 多种药物,共 7 卷,载药

700多种,大大扩展了可供使用的药物种类。另外,陶弘景还创立了一些具有独创性的编撰方式,例如:在《本草经集注》中他首创按药物自然属性分类的方法;对药物的形态、性味、产地、采制、剂量、真伪等做了较为详尽的论述;强调了产地和采制方法与疗效的密切关系;首创诸病通用药分类法,如治风通用防风、防己、秦艽、川芎等;考订了古今用药的度量衡,规定了汤、酒、膏、丸的制作规范;在体例上,开创了本草著作分总论、分论叙述的先河;在当时历史条件下,应用朱书、墨书的方法来区别《神农本草经》和《名医别录》原文的方法等。《本草经集注》问世后影响很大,如我国古代第一部官修药典《新修本草》,就是在该书基础上进一步修订完成的。陶弘景对我国本草学的发展有着不可磨灭的贡献。

陶弘景还十分重视道教养生学研究,撰写了《养性延命录》。该书共2卷,分6篇,辑录了上自炎黄,下至魏晋之间的导引养生理论与方法。其中,《教诫篇》讲的是养生的理论,总论养生的必要性;《食诫篇》讲饮食的注意事项;《杂诫忌禳害祈善篇》讲日常起居的注意事项;《服气疗病篇》讲行气术;《导引按摩篇》讲导引按摩术;《御女损益篇》讲房中术。他强调养神当"少思寡欲""游心虚静""息虑无为",养形体则要"饮食有节,起居有度",辅以导引、行气之术,方能延年益寿。

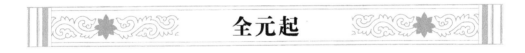

全元起

全元起,南朝时齐梁间人,著名医家。全元起善医术,曾任侍郎,是我国校注《素问》最早的医家,他校注的书名为《素问训解》,该书虽佚,但从林亿、高保衡等所校订的《重广补注黄帝内经素问》的校本中,还可见到部分全元起《素问训解》的内容。

全元起的注解非常朴实,符合医理。所谓"素问",就是通过黄帝与岐伯的问答,以了解医学的本源、道理。全元起在朴实的注解中,使人明察"素问"的真正含义,毫无高深、玄妙之感。全元起医术高明,当时有"得元起则生,舍之则死"之誉。

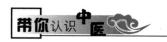

雷敩

雷敩,南朝药学家。雷敩对药物炮制多有研究,撰《雷公炮炙论》3卷,而此书记载了药物的炮、炙、炒、煅、曝、露等多种制药法,其中有些制药法,至今仍被采用。该书为我国最早的中药炮制专著,载药物300种,且每种药先述药材性状及其与易混品种区别要点,以辨其真伪优劣,是中药鉴定学之重要文献。

书中称制药为修事、修治、修合等,记述净选、粉碎、切制、干燥、水制、火制、加辅料制等法,对净选药材的特殊要求亦有详细论述,如当归分头、身、尾,远志、麦冬去心等,其中有些方法至今仍被制药业所采用。该书对后世影响极大,历代制剂学专著常以"雷公"二字冠于书名之首,反映出人们对雷敩制药法的重视与尊奉。

《雷公炮炙论》原书已佚,其中大量内容被收入《证类本草》,今有多种辑佚本刊世,如清末张骥所辑《雷公炮炙论》版本,收录佚文180余条;中医文献学家尚志钧所辑《雷公炮炙论》,收载原书药物288种,校注详尽,书后附研究论文数篇,代表了当代《雷公炮炙论》研究的最高水平。

许胤宗

许胤宗(536—625年),南朝至隋唐著名医家,曾官至散骑侍郎、尚药奉御等职。许胤宗以医术闻名,精通脉诊,用药灵活变通,不拘一法。他曾用药物熏蒸法为柳太后治病,使药气入病人腠理而奏效。他还善于治疗骨蒸病(类似肺结核),当时关中一带骨蒸病流行,病人大批死亡,诸医束手无策,而经其诊治者,大多获痊愈。

南朝陈国柳太后,中风不能言,也不能服药,遍请诸名医医治之后均未获效,于是求许胤宗诊治。许胤宗诊脉望色后说:"太后牙关紧闭,口不可进药,宜以汤气熏之,令药从肌腠而入,以调理气血,气血调则病可痊愈。"于是便以黄芪、防风煮汤,置于柳太后的床下,顿时药雾升腾,充满全室。柳太后被药雾熏蒸数小时后,当晚便能开口讲话。实际上这就是现代的熏蒸疗法。古代对病在肌表,但由于体虚或口服药物有困难者常用此法,而此法的原理可能根据《黄帝内经》"其有邪者,渍形以为汗,其在皮者,汗而发之"而来。

许胤宗诊病问疾,重视切脉,以探求病源,主张病与药相当,不宜杂药乱投,唯须单用一味,药力即纯,直攻病所。其医术精湛,一生诊病用药,独具特色。当时有多人劝他著书以传后世,但他认为"医者意也,在人思虑,又脉候幽微,苦其难别,意之所解,口莫能宣",故其一生不曾著述。

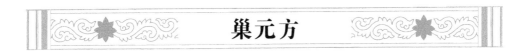

巢元方

巢元方(550—630年),隋代著名医家。巢元方医事活动频繁,曾任太医博士、太医令,奉诏主持编撰《诸病源候论》。《诸病源候论》共50卷,分67门,载列证候1720论,分别列述了内科、外科、妇科、儿科、五官科、口齿科、骨伤科等各科疾病的病因与证候,并讨论了部分疾病的诊断、预后,以及预防、摄生、导引按摩、外科手术等治疗方法,是中国第一部病因、病机、证候学专著,也是由政府组织集体编撰的医学理论著作,对中医学的发展有突出贡献。

《诸病源候论》主要有以下特点:一是书中主论病因、证候,不载方药。书中以病为纲,每类疾病之下,分述病证概念、病因、病机和证候。收罗病证较全,对病因、病机的阐述和对证候的描述具有较高水平。二是发展了中医病因学理论,提出"乖戾之气"是传染性疾病的致病因素,并提出预先服药可以预防疫病感染。书中记载了多种人体寄生虫病,详述了其形态及感染途径,并提出疥疮与疥虫侵染有关,炭疽病为传染所致,漆疮系"禀性畏漆"引起的过敏,山区瘿病是饮用了"沙水"所致。三是在病理方面,书中对多种疾病的病变、转归有详细记载和系统描述,突出了各病的特殊证候,在临床鉴别诊断上有重要意义。四是在证候分类学方面,对病证分门别类,使之系统化。如妇产科分杂病、妊娠病、将产病、难产病、产后病五类,这种分类更加细致、明确,有利于临床应用。

病源与证候是中医辨证施治的重要依据之一,《诸病源候论》虽没有记载治法和方药,却有很强的资料价值,为医者的案头常备用书。如传染病,巢元方认为是外界有害物质"乖戾之气"所致,可互相传染,当预服药以防之。对于疥的病因,他指出"皆有虫",可以用针头挑。对炭疽之病因,认为是先有疮而接触病畜传染所致。寄生虫病系饮食不洁而生,漆过敏与人之自体素质有关。对于小儿护理,他认为"田舍小儿,任其自然,得无横夭也"。对于妇女保健,他认为怀孕期间可轻微劳动,使"骨气强,胎养盛"。对于外科手术,载有肠吻合手术、血管结扎术、创伤缝合术等,也是中国外科史上一项重要成就。《诸病源候论》还创"补养宣导"法,广泛运用导引法于医疗,对发展医疗体操有积极贡献。

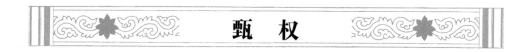

甄 权

甄权(541—643年),唐代著名医家。甄权因母病潜心学医,广泛涉猎方药书籍,并行医济世。他在针术与脉理方面造诣颇深,兼通药治,还擅养生。他曾官至秘书省正字,后来称病辞职,一直专心研究医学,并行医诊病直至去世。

甄权对我国针灸学的发展起到了积极推动的作用。他在针灸学上的贡献主要体现在以下几个方面:一是以图示穴,编绘《明堂人形图》。《明堂人形图》是一部以图为主,同时有详细文字说明的著作。二是厘定孔穴,扩大腧穴归经。此书是在"头身分部、四肢分经"的基础上,以"仰人、伏人、侧人"三位绘图,可以"依图知穴,推经识分",清晰明了,便于掌握腧穴定位。三是针术精妙,验案流传百世。从零散的文献记述中,我们可以看到一些甄权治病的病案,从中窥知甄权针术的精妙。

甄权通颐养之术,提出吐故纳新可使肺气清肃,是健身延年的有效方法,并主张饮食不必甘美。643年,唐太宗李世民曾亲临其家,视其饮食起居,访以药性及养生之道。他将所著《药性论》上报,唐太宗授其朝散夫,并赐寿杖衣物,当年谢世,享年约102岁。

甄权一生著述颇多,绘有《明堂人形图》1卷,撰有《针经钞》3卷,《针方》《脉诀赋》各1卷,《药性论》4卷,但这些著作均已亡佚,其部分内容可见于《备急千金要方》《外台秘要》等著作,对后世有一定的影响。甄权的《明堂人形图》当时流传很广,并成为唐代以来较长时期研习针灸的医生的必读本之一,为许多著名医家所推崇。唐代孙思邈曾根据其所绘《明堂人形图》,重新修订了人体经脉腧穴彩图(已佚)。

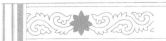 

孙思邈

孙思邈(541—682年),唐代著名医药学家。孙思邈一生勤奋好学,知识广博,但他无意仕途功名,一心致力于医学。他认真研读《黄帝内经》《伤寒杂病论》《神农本草经》等古代医书,同时广泛收集民间药方,总结临床经验,为中医药学做出了重要贡献,被尊为"药王"。孙思邈对中医学有深刻研究,对民间验方十分重视,对内科、外科、妇科、儿科、五官科以及针灸等各科都很精通。他一生致力于药物研究,边行医、边采药、边临床试验,是中国全面、系统研究中医药的先驱者,为中药发展做出了不可磨灭的功绩。其所著《备急千金要方》,是中国古代中医学经典著作之一,被誉为"中国最早的临床医学百科全书"。

孙思邈坚持辨证施治的方法,他认为人若善摄生,当可免于病。只要"良医导之以药石,救之以针剂",则"形体有可愈之疾,天地有可消之灾"。他重视医德,不分"贵贱贫富,长幼妍蚩,怨亲善友,华夷愚智",对病人皆一视同仁。他认为"人命至重,有贵千金,一方济之,德逾于此",故他将自己的两部著作均冠以"千金"二字。他汲取《黄帝内经》关于脏腑的学说,在《备急千金要方》中第一次完整地提出了以脏腑寒热虚实为中心的杂病分类辨治法;在整理和研究张仲景《伤寒杂病论》后,将伤寒归为12论,伤寒禁忌15条,为后世研究《伤寒杂病论》提供了可循的门径,尤其是对广义伤寒增加了更具体的内容。他创立了从方、证、治三方面研究《伤寒杂病论》的方法,开后世以方类证的先河。

孙思邈极为重视妇幼保健,并首先主张治疗妇女、儿童疾病要单独设科,并在他的著作中首先论述妇科、儿科医学,著"妇人方""少小婴孺方",置于《备急千金要方》内。此外,他对针灸也颇有研究,著有《明堂针灸图》,以针灸作为药物的辅助疗法。他认为"良医之道,必先诊脉处方,次即针灸,内外相扶,病必当愈",积极主张对疾病实行综合治疗。孙思邈还对良医的诊病方法做了总结:"胆欲大而心欲小,智欲圆而行欲方。""胆大"是要有如赳赳武夫般自信;"心小"是要如同在薄冰上行走,在峭壁边落足一样时时小心谨慎;"智圆"是指遇事灵活机变,不拘泥,需有预判的能力;"行方"是指不贪名、不夺利,心中自有坦荡天地。

在临床实践中,孙思邈总结了许多宝贵的经验,如阿是穴"以痛为腧"的取穴法,用动物的肝脏治疗夜盲症,用羊的甲状腺治疗地方性甲状腺肿,用牛乳、豆类、谷皮等防治脚气病;对于孕妇,提出住处要清洁安静,心情要保持舒畅,临产时不要紧张;对于婴儿,提出喂奶要定时定量,平时要多见风日,衣服不可穿得过多;等等。这些主张,在今天看来,仍有一定的现实意义。

孙思邈非常重视预防疾病,强调"每日必须调气、补泻、按摩、导引为佳,勿以康健便为常然"。他提倡讲究个人卫生,重视运动保健,提出了食疗、药疗、养生、养性、保健相结合的防病治病主张。孙思邈还是导尿术的发明者。据记载,有一个病人患上了尿潴留,孙思邈看见邻居的孩子拿一根葱管在玩,于是他便挑选出一根适宜的葱管,小心翼翼地插进病人的尿道里,不一会儿尿就顺着葱管流了出来。

孙思邈一生勤于著书,其中以《备急千金要方》《千金翼方》影响最大,《千金翼方》是《备急千金要方》的补编。《备急千金要方》方、论共 5000 余首,集方广泛,内容丰富,书中既有诊法、证候等医学理论,又有内科、外科、妇科、儿科等临床各科;分 232 门,已接近现代临床医学的分类方法。既涉及解毒、急救、养生、食疗,又涉及针灸、按摩、导引、吐纳,可谓是对唐代以前医药学成就的系统总结,对后世医学的发展影响深远。尤其值得一提的是,《千金翼方》将散失到民间的《伤寒论》条文收录其中,是唐代仅有的《伤寒论》研究性著作,对于《伤寒论》条文的保存和流传做出了贡献。

孙思邈是古今医德医术堪称一流的医家,尤其是他对医德的强调,为后世习医、业医者传为佳话。他的名著《备急千金要方》,把《大医精诚》的医德规范,放在极其重要的位置专门讨论。他认为,医生须以解除病人痛苦为职责,其他则"无欲无求",对病人"皆如至尊""普同一等"。他身体力行,一心赴救,不慕名利,用毕生精力实现了自己的医德思想。

唐太宗李世民赞孙思邈"凿开径路,名魁大医。羽翼三圣,调和四时。降龙伏虎,拯衰救危。巍巍堂堂,百代之师"。

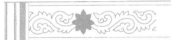 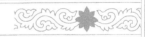

苏 敬

苏敬(599—674年)，又名苏恭，唐代药学家。苏敬主持编撰了第一部由国家正式颁布的药典《新修本草》(又名《唐本草》)。《新修本草》也是一部具有法律效力的药学专著，比欧洲著名的《纽伦堡药典》早800余年，被公认为世界上最早出现的药典。该书原著已不全，但原书的主要内容，还可从《证类本草》《本草纲目》中见到。《新修本草》于659年编成，全书53卷，收录药物850种，比陶弘景的《本草经集注》新增药物114种。所增加的药物中，有一部分为外来药品，如安息香、龙脑香、胡椒、诃黎勒等。《新修本草》对古书未载的内容加以补充，而内容有误者重加修订，具有较高的学术价值，从正式颁布之后就作为临床用药的法律和学术依据，流传了400余年，是那个时期中国中医药学发展的一个里程碑。

该书在编写中对《神农本草经》保存原貌，在学术上能采纳群众意见，做到"上禀神规，下询众议"。收集的资料范围比较广泛，"普颁天下，营求药物，羽毛鳞介，无远不臻；根茎花实，有名咸萃"。对药物的功用，详细探讨，多方考证，从而改变了辗转抄录的编书陋习，增强了其学术性。该书有文、有图，图文对照，这种编写方法，开创了药学著作的先例，也便于学者学习，所以被唐朝官方规定为学医者必读之书。《新修本草》对我国药学的发展起到推动作用，流传很久，直到宋代的《开宝本草》问世后它在中医药界的位置才被替代。《新修本草》在国外也有一定的影响力，如公元713年日本就有此书的传抄本。

王 焘

王焘(670—755年)，唐代著名医家。王焘从小体弱多病，母亲身体也不好，于是立志学医。王焘曾经担任司马和邺郡太守，但是他为了有机会阅读医学书籍，去当时的官署——弘文馆任职。在那里度过了20年的时间，阅读了大量的医学资料。后来，他被贬职到房陵，遇赦后就近安置在大宁郡。大宁郡气候炎热潮湿，一些百姓就得了瘴气,他依照随身携带的验方施治,竟然把即将死去的人救了回来。从此,他便决心发奋编写医书,其中最有名的便是《外台秘要》。

《外台秘要》成书于752年,是继《诸病源候论》和《备急千金要方》的又一部重要的医学著作。全书共40卷,分1104门,载方6000余首。其中卷1至卷20记内科病,卷21至卷22记五官病,卷23至卷24记瘿瘤、瘰疬、痈疽,卷25至卷27记二阴病,卷28至卷30记中恶、金疮、恶疾、大风等,卷31至卷32记丸散等成方,卷33至卷34记妇人病,卷35至卷36记小儿病,卷37至卷38记乳石,卷39记明堂灸法,卷40记虫兽伤及畜疾。每一门都是以《诸病源候论》的条目为引,再广引方剂。每一首方,都注明了出处和来源,给后人的研究带来了很大的方便。许多散佚已久的医书,也能在这部著作中看到大致的内容。该书中记载的治疗白内障的金针拔障术,是我国历史上对这种方法的最早记载,且这种方法现今仍被沿用。

《外台秘要》成书至今1200余年,深受历代医家推崇,各代都有很多不同刊本。《新唐书》将《外台秘要》称作"世宝",历代不少医家认为"不观《外台》方,不读《千金》论,则医所见不广,用药不神",足见该书在医学界地位之高,其卓著的功绩是不言而喻的。王焘以一生的精力,为保存古医籍原貌和总结唐以前的医学成就做出了突出的贡献,留下了千古美名。

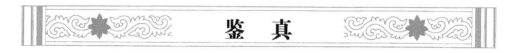

鉴 真

鉴真(688—763年),俗姓淳于,唐朝僧人,律宗南山宗传人,著名医家。鉴真幼时家境清贫,14岁时,随父在扬州大明寺出家。20岁时,随师游学洛阳、长安。在长安期间,鉴真勤学好问,广览群书,除佛经之外,在建筑、绘画,尤其是医学方面,都具有了一定的造诣。25岁时,回扬州任扬州大明寺主持。743年始,应日本留学僧请求,曾先后六次东渡,弘扬佛法。他精通本草,熟识医方,把我国中药的鉴别、炮制、配方、应用等技术带到了日本,并在当地传授医学,为病人治病。

据日本的书籍记载,鉴真只需用鼻子闻,就可以辨别药草的种类和真假。他又大力传播张仲景《伤寒杂病论》的知识,留有《鉴上人秘方》一卷,因此,被誉为"日本汉方医药之祖""日本之神农",在日本医药界享有很高的地位和声望。相传麻黄、细辛、芍药、附子、远志、黄芪、甘草、苦参、当归、柴胡、川芎、玄参、地黄、紫苏、丹参、黄芩、桔梗、旋覆花、苍术、知母、半夏、芫花、栀子、五味子、黄柏、杏仁、厚朴、肉桂、杜仲、唐木瓜、大枣、蜀椒、花椒、吴茱萸等药草都是鉴真带往日本推动使用的。17世纪至18世纪，日本药店的药袋上，还印着鉴真的图像，可见其影响之深。

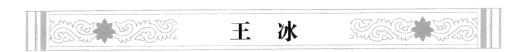

王 冰

王冰（710—805年），号启玄子，唐代医家。因曾官太仆令，后人称王太仆。自幼喜好经方及养生，尤好研读《黄帝内经》。因见《素问》篇帙不全，所得残本存在目次重叠，错误颇多，因而潜心研究达12年之久，经过分门别类、迁移补缺、阐明奥义、删繁存要等整理研究工作，著成《重广补注黄帝内经素问》24卷，81篇，为整理保存古典医籍做出了突出的贡献。他所整理的《重广补注黄帝内经素问》成为后世医家研究《素问》的蓝本，后人对《素问》的研究，也多是在王冰研究的基础上进行的。

《重广补注黄帝内经素问》，系王冰重新整理编次并注释《黄帝内经》中的《素问》部分而成。《素问》原书9卷，81篇。自汉至唐，屡经增改、传抄，至唐代已"篇目重叠，前后不伦，文义悬隔，施行不易，披会易难"。王冰遂以全元起《素问训解》为依据，对《素问》进行了编次注释，并以"故曰"次注，将其师旧藏之卷的七篇大论补入，并对其中简脱文断、义不相接之处搜求经论，迁移补之；篇目坠缺、指事不明者，量其旨趣，加以阐明。王冰历时10余年，于762年完成这一巨著。王冰在增改经文时，态度严谨，"凡所加字，皆朱书其文，使今古必分，字不杂糅"，在注释方面，广泛引证多种古籍，对原文详细注释。北宋校正医书局林亿等人对该书进行校勘，此后各种刊本虽经或分或合的演变，然均以此本为依据。

王冰对中医学理论的认识和创见，至今仍有非常重要的研究和参考价值。如在补入的七篇大论注释中对运气学说的研究，成为后世运气学说之本；对阴阳互根关系的论述也很精当，提出的"益火之源，以消阴翳""壮水之主，以制阳光"，是辨证论治理论的发挥；在论述水液的输布代谢时，尤其强调肺、脾、肾在水液代谢方面的功能；提出"冲为血海，任主胞胎，二者相资，故能有子"的理论，为历代医家所遵奉。王冰另有《玄珠》一书，宋代已佚。世传还有《玄珠密语》《昭明隐旨》《天元玉册》《元和纪用经》等，皆为后人托名之作。

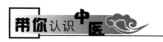

昝 殷

昝殷(797—860年),唐代著名妇产科医家。昝殷精通医理,擅长产科,通晓药物学。他将自己数十年治疗妇产科常见病证的临床经验,撰著成《经效产宝》。这是我国现存最早、流传最广的妇产科专著,对后世医家有着广泛而深入的影响,具有很高的文献学价值和临床学价值,为后世妇产科奠定了理论基础和实践基础。昝殷对摄生、食疗也颇有研究,著有《食医心鉴》。该书论述了中风、脚气、消渴、淋病等内科病及部分妇儿科病的食治诸方,是现存较早的饮食疗法专著。

《经效产宝》共3卷,52篇,371方,今存本41篇。卷上论妊娠期杂病及难产诸疾,卷中、卷下均论产后诸疾。书中虽论述病候不详,但具体病证治疗较详明,所列方药简易实用。本书主张妊娠期以养胎、保胎为要,治疗上重视调理气血、补益脾肾,并重点讨论了难产中的横产、倒产、胎衣不下等;对妊娠、难产、产后诸病证治的论述,均有一定水平。如论妊娠反应,则为"四肢沉重,懈怠,恶闻食气,好吃酸咸果实""多卧少起,三月四月多呕逆",详尽且扼要。针对妊娠反应附有处方,用人参、厚朴、白术、茯苓之类健脾利水,橘皮、生姜、竹茹等化痰止呕。

《食医心鉴》载方211首,治疗16类病证,其中载粥疗方46首,每方叙述主治病证,药粥组成、制服法,较为系统地总结了唐以前药粥方临床应用经验,其中高良姜粥、黄芪粥、糯米阿胶粥等方,一直沿用至今。该书收载的食疗方很多,分羹、粥、饼、茶、酒等类,大多取材容易,符合简、便、廉、验之原则。如治痔疮用槐叶茶方,消痰化食用橘皮汤方,产后虚损乳汁不下用猪蹄粥等。

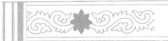韩保升

韩保升,五代著名医家。他曾任翰林学士,奉诏主修《新修本草》。他与诸医详察药品形态,精究药物功效,以《新修本草》为蓝本,参考了多种本草文献,进行参校、增补、注释、修订工作,编成《蜀重广英公本草》,简称《蜀本草》,由孟昶作序。

该书与《新修本草》相比,主要有以下四个方面的改进:一是"详察品名",对每味药品的名称、产地、形状、特征、性味、功能详察核实,去伪存真。二是"增补注释",即在考察核实的基础上,对每味药品重新进行准确的注解。三是"别为图经",即除对每味药物以文字诠释外,又以图示药物的形状。图经能给人以很大启发,更有助于正确掌握药物。四是"增益",就是将医学的新成就加以总结,增添到新编的本草典籍中去。可惜原书已失,其文多为宋唐慎微的《证类本草》及李时珍的《本草纲目》所采录。

韩保升治病用药不拘局方,每于临床施方用药多获神效。他身为儒医,既精于医理,又深知药性,这在当时士大夫中是很难得的。一般儒医往往都是熟读方书,揣摩理论,而忽略对药物进行实际的研究考察,但韩保升除了重视医理外,还十分重视对药物的实际考察,认真研究药物的性味功能。正因为他既注重理论,又重视实践,所以能在医学上达到很高的造诣,闯出了治病的独特风格——不拘局方。

王怀隐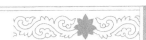

王怀隐(约925—997年),北宋医家。王怀隐初为道士,并以医术成名,后奉诏还俗,为尚药奉御,后迁翰林医官使。宋太宗留心医药,曾将藏方千余首广示于众,并命翰林医官院搜集各种方剂达万余首,由王怀隐等整理编著成《太平圣惠方》。

王怀隐等编著的《太平圣惠方》,总结了唐宋之际各种方书的有关内容和广大人民群众的医疗经验,既是各家验方的汇编,又是一部综合性的医学巨著。全书共100卷,1670门,集验方16 834首,约280万字。书中强调医生治疗疾病必须辨明阴阳、虚实、寒热、表里,务使方随证设,药随方施,并论述了病因病机、证候与方剂药物的关系。王怀隐等按脏腑和各科病证分类的体例,先论后方,在每门之下先引《诸病源候论》的理论为总论,然后汇集方药,体现了理、法、方、药较完整的辨证论治体系。《太平圣惠方》的编著对文献研究和中医临床实践均有重要价值。

王怀隐等还总结出90余种病证的通用药,并选用了一些前代罕用或不用的药物。如用浮小麦治盗汗、虚汗,治一个好一个,并为历代医家沿用至今。王怀隐于经络、腧穴,以及针灸、治法等方面,也有所发挥。他还非常重视医德和医术的修养,他对医术修养的要求至今仍有重要的现实意义。

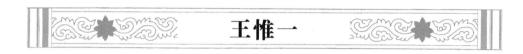

王惟一

王惟一(约987—1067年),别名王惟德,北宋著名医家。宋仁宗时曾任尚药御,对针灸学很有研究,集宋以前针灸学之大成,著有《铜人腧穴针灸图经》一书,奉旨铸造针灸铜人两座。王惟一对医学,特别是针灸学有重要的贡献,其主要成就有三:一是考订《明堂针灸图》与撰写《铜人腧穴针灸图经》,二是铸造针灸铜人模型,三是刻《铜人腧穴针灸图经》于石。王惟一"素校禁方,尤工厉石""创铸铜人为式",考订经穴理论,为经穴理论的发展与规范化,以及针灸教学做出了巨大的贡献,是宋代杰出的针灸学家和医学教育家。

《铜人腧穴针灸图经》全书共3卷,1026年成书。书中把354个穴位,按十二经脉联系起来,注有穴位名称,绘制成图,为铜人注解。图样完整,内容丰富,经穴较多而系统。按图可查到所需的穴位,按穴可查到所治之证候,是我国古代针灸典籍中一部很有价值的专著。书中详述各个针灸穴位间的距离长短,针刺的深浅尺度,以及主治、功效等,主要论述了十四经的经络循行、主治及经穴,按照头、颈、躯干、四肢的顺序,详叙每一经穴。

针灸铜人的设计和制造,是医学史上的一大创举,且两具铜人作为最早的人体模型和针灸直观教具,在医学史上具有重要意义。王惟一所设计的铜人,和一般人大小相似,里面装有用铜铸成的脏腑,躯壳表面刻有354个穴孔,孔内装满水银,外封黄蜡,以防水银流出。应试者,当老师出题针刺某穴,或提问何病证,该针刺何穴时,学生照题试针。若刺得正确,一进针水银便会流出。若针法不对,就刺不进去。

铜人的铸造对中国医学的发展,尤其对针灸学和针灸教学,起到很大的促进作用,故历来为针灸学家所推崇。

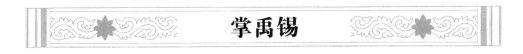

掌禹锡(990—1066 年),字唐卿,北宋著名医药学家。天禧进士,官至光禄卿、直秘阁。嘉祐二年(1057 年),掌禹锡奉敕编修书籍,与林亿、苏颂、张洞等共同奏请于直贤院设校正医书局。校正医书局成立后,最早承担的任务就是编修《开宝本草》,主要参与者有太常少卿直集贤院掌禹锡、职方员外郎秘阁校理林亿、殿中丞秘阁校理张洞、殿中丞馆阁校理苏颂、医官秦宗右、太子今舍陈检等。最后由光禄寺丞高保衡负责审校。历时 3 年,于嘉祐五年(1060 年 8 月)成书。掌禹锡兼擅地理,参与编修《皇祐方域图志》《地理新书》,著《郡国手鉴》等。

《嘉祐本草》20 卷,目录 1 卷,收载药物 1082 种,其中新补 82 种,新定 17 种。在编纂过程中,掌禹锡等参考了大量文献资料,引文涉及书籍达 50 余种,涉及书籍数量超过了《开宝本草》。除了继承《开宝本草》旧有体例外,掌禹锡等人把从历代文献中摘录、补录的标为"新补",把民间采集到的新药物标为"新定",由掌禹锡等人注说的内容则冠以"臣禹锡等谨按"。《嘉祐本草》新增内容多为《开宝本草》的遗漏部分或历代本草编修中的某些问题的讨论,而缺少药性理论方面的阐发,这与校正医书局以"校勘补遗"为宗旨的原则是一致的。

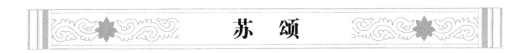

苏颂(1020—1101 年),字子容,北宋宰相,杰出的天文学家、天文机械制造家、药物学家。他出生于闽南望族,1042 年中进士,官至尚书、宰相。苏颂好学,经史九流、百家之说,无所不通。作为历史上的杰出人物,他的主要贡献在科学技术方面,特别在医药学和天文学方面有突出贡献。他领导制成了水运仪象台,该仪象台的枢轮运动控制机构被认为与近代机械钟错状擒纵机构相似,开启了钟表擒纵器的先河。英国科学史学家李约瑟称苏颂为"中国古代和中世纪最伟大的博物学家和科学家之一"。苏颂在医药学上的贡献主要体现在编著《本草图经》，以及与掌禹锡、林亿等一起编修了《嘉祐补注神农本草》（简称《嘉祐本草》）。

《嘉祐本草》共载药物1082种，其中新补82种、新定17种，新增内容多为《开宝本草》的遗漏部分或历代本草编修中的某些问题的讨论。《本草图经》除外附药，共载药物602种，所附药物木刻933幅标本图，这是我国第一部板刻印刷的药物图谱。该书还详细介绍了药物的产地、形态、性味、功效等，并记载了大量临床经验，尤其注重当时民间及民族用药经验，被李时珍推崇为"考证详明，颇有发挥"。《本草图经》在生物学、矿物学与冶金技术等方面也有较大的贡献。《嘉祐本草》与《本草图经》两书相辅相成，互为补充，把宋代本草研究推向了一个新的高度。

苏颂一生著述颇丰，著有《华戎鲁卫信录》《新仪象法要》《苏魏公文集》《本草图经》等。他在文献学、诗歌、散文等领域都有很深的造诣，在天文仪器、本草医药、机械图纸、星图绘制方面，都能站在那个时代的前列。

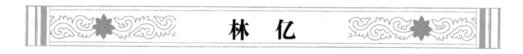

林 亿

林亿，北宋著名医家。曾任朝散大夫、光禄卿、直秘阁，官阶五品。他精于医术，为校正医书局主要校正者之一，与掌禹锡、苏颂等人校定《嘉祐本草》；又与高保衡、孙奇、孙兆等人共同校定和刊印《黄帝内经素问》《伤寒论》《金匮玉函经》《脉经》《针灸甲乙经》《诸病源候论》《备急千金要方》《千金翼方》《外台秘要》等唐以前的重要医著，为保存古代医学文献和促进医药文化传播做出了很大的贡献。

林亿治学严谨，如校《黄帝内经素问》，采数十家之长，端本寻支，溯流清源，改错6000余字，增写2000余条。林亿校注的《脉经》，不仅是后世《脉经》诸本之祖本，而且校注该书所采取的文献学方法，也是后世整理古典医籍之典范。

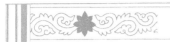 沈 括

沈括(1031—1095年),字存中,号梦溪丈人,北宋著名科学家、天文学家、医药学家。沈括出身于仕宦之家,自幼勤奋好学,对天文、地理等有着浓厚的兴趣,后来,进士及第,走上仕途,曾官至翰林学士。他一生致力于科学研究,在众多学科领域都有很深的造诣和卓越的成就,被誉为"中国整部科学史中最卓越的人物"。他的科学著作《梦溪笔谈》内容极为丰富,详细记载了劳动人民在科学技术方面的卓越贡献和他自己的研究成果,反映了我国古代特别是北宋时期自然科学达到的辉煌成就,在世界科技史上也有着极其重要的地位。《宋史·沈括传》中称赞沈括"博学善文,于天文、方志、律历、音乐、医药、卜算,无所不通,皆有所论著",李约瑟评价沈括为"中国科学史上的坐标"和"中国科技史上的里程碑"。

沈括不仅精通天文学、数学、物理学、化学、地质学、气象学、地理学和农学,而且对医药学和生物学也很精通,并且致力于医药研究,搜集了很多验方,治愈过不少危重病人。同时,他的药用植物学知识也很丰富,能够从实际出发,辨别真伪,纠正古书上的错误。沈括的医学著作有《沈氏良方》等,现存的《苏沈良方》,是后人把苏轼的医药杂说附入《沈氏良方》合编而成的。《梦溪笔谈》中也涉及医学,如提及秋石之制备,论及药物之形态、配伍、药理、制剂、采集、生长环境等。

《苏沈良方》又名《苏沈内翰良方》,原书15卷,现流行本为10卷。本书近似医学随笔的体裁,广泛论述医学各方面的问题,卷1为脉说、脏腑、本草及灸法;卷2至卷5介绍内科杂病及治疗方药;卷6为养生及炼丹;卷7至卷10论述五官科、外科、儿科、妇科疾病及治疗方药。各种疾病多附验案,对药物性味、采集、配伍、剂型的论述也很精辟。治疗方药多经作者耳闻目睹后所辑,简便易行而较为可靠,有一定的临床参考价值。书中所载秋石一药的"阳炼法""阴炼法",是人工提取较纯净的性激素的方法,是化学制药的一大成就。

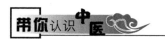

钱 乙

　　钱乙(约1032—1113年),字仲阳,北宋著名医家。他的父亲精于医道,但嗜酒喜游,他的母亲又多病早故,他的姑父,怜其孤苦,收养为子。他稍长读书,后随姑父学医。钱乙行医儿科,曾治愈皇亲国戚的小儿疾病,声誉卓著,被授予翰林医学士,曾任太医院丞。在多年的行医过程中,钱乙积累了丰富的临床经验,成为当时著名的儿科医家。《四库全书总目提要》称"钱乙幼科冠绝一代",言不为过。钱乙对儿科做了几十年的深入钻研,积累了丰富的临证经验,著有《伤寒论发微》《婴孺论》《钱氏小儿方》《小儿药证直诀》等。现仅存《小儿药证直诀》,其他书均已遗失。《小儿药证直诀》是钱乙逝世后,由他的故人之子阎孝忠将他的医学理论、医案和经验方加以搜集、整理编纂而成的。

　　《小儿药证直诀》是我国现存最早的一部儿科专著,它较全面地论述了小儿的生理、病理特点,脏腑辨证及小儿常见疾病的论治方法等,载方120余首,为后世科学的辨证论治及脏腑辨证理论奠定了基础,也使儿科自此发展成为一门独立的学科。后人视《小儿药证直诀》为儿科的经典著作,把钱乙尊称为"儿科之圣""幼科之鼻祖"。全书共3卷,上卷言证,中卷为所治病例,下卷为小儿病证诸方。该书记载了辨认麻疹的方法和百日咳的证治,从皮疹的特征来鉴别天花、麻疹和水痘,记述多种初生疾病和小儿发育营养障碍疾患,以及多种方剂;还创立了我国最早的儿科病历。

　　钱乙不仅在儿科方面的成就为后人称许,而且对中医辨证学、方剂学均有较大影响。他指出小儿"五脏六腑成而未全,全而未壮,脏腑柔弱,易虚易实,易寒易热",并在临床应用四诊时,十分重视望诊。他对病人全身状况均做详细论述和描绘,对儿科常见的惊厥、水痘、天花、猩红热等的鉴别诊断做了描述,提出多种有效疗法,并且能区分出几种不同类型的黄疸,其中包括现代医学所说的传染性肝炎、肠寄生虫病引起的黄疸和新生儿溶血性黄疸等。根据"小儿为稚阳之体,阴气未盛,阳气柔弱"的特点,善用"柔润方药"。他拟订的补泻五脏的药方,至今仍为医家所用,特别是将《金匮要略》中的"肾气丸"化裁制成"六味地黄丸",更见其斟酌通变的功力,给后世养阴学派以启发。

庞安时

庞安时(约 1042—1099 年),字安常,号蕲水道人,北宋著名医家。他出身于世医家庭,自幼聪明好学,涉及经传百家与医药,20 岁时,医名就传遍江淮。他医术精湛,以善治伤寒闻名当世,被誉为"北宋医王"。庞安时对《难经》非常推崇,著有《难经辨》《主对集》《本草补遗》等,因年代久远大多遗失,现仅存《伤寒总病论》。

在学术思想方面,庞安时既精于伤寒,也熟谙温病,对内科、妇科、儿科皆有研究,是一位有广泛实践经验的临床医家。庞安时治伤寒从病因、发病着手,强调体质因素在发病中的作用,并认为广义伤寒的病因是"寒毒",而天行温病则由"异气"引起,提出温病与伤寒分治,指出温病中以温毒最为重、险,对温毒五大证的治法遣方颇具特色。他不仅医术精湛,而且医德高尚,能急病人之所急,行医不谋私利,常让病人住在家里亲自照料直至治愈,为医药界树立了良好的典范。

晚年,庞安时参考诸家学说,结合自身经验,撰成《伤寒总病论》6 卷。该书对仲景思想做了补充和发挥,其突出特点是主张把温病和伤寒区分开来,这对外感病学是一大发展。苏轼曾赞庞安时"精于伤寒妙得长沙(即张仲景)遗旨"。张耒《柯山集》中记载:"淮南人谓庞安常能与伤寒说话。"后世医家论庞安时"医能启扁鹊之所秘,元化(即华佗)之可法,使天假其年,其所就不在古人下"。

朱 肱

朱肱(约 1050—1125 年),字翼中,号无求子,自称大隐翁,北宋著名医家,因曾官奉议郎职,人称"朱奉议"。1088 年中进士,曾任防御推官、录事参军、奉议郎、直秘阁等职。后因陈诉当政时弊遭罢官,隐居杭州研究医学。其间对《伤寒论》深有研究,1108 年首部专著《无求子伤寒百问》问世,1118 年,该书修补更名为《南阳活人书》。

朱肱在伤寒领域的成就一直受到历代医家推崇。他不仅精通医理,而且临床经验也非常丰富。他采用综合分析的方法，用"经络说"解释六经方证发生与演变的机理，主张脉证合参辨别病证表里、虚实、阴阳的性质，并开创了以方类证、以证论方的先河，指出遣方用药须方证相合，不可执方疗病，同时还大量补充了仲景方药，为发展仲景学说做出了一定贡献。朱肱的著作在宋代即扬名于世，达到"至知有活人书，而不知有长沙之书也"。清代医学家徐大椿在《医学源流论》中评"宋人之书，能发明《伤寒论》，使人有所执持而易晓，大有功于仲景者，《活人书》为第一"。

《南阳活人书》全书分4部分，共22卷：卷1至卷11，以问答形式剖析伤寒的各种相类证候；卷12至卷15，释《伤寒论》113方；卷16至卷18，载各家伤寒方，计126首；卷19至卷21，介绍妇人和小儿伤寒及治疗方药，并论小儿疮疹；卷22为伤寒十劝。全书学宗仲景，参合各家，首倡以经络论六经方证，提出"因名识病，因病识证"，强调脉证合参以辨病性，论方药加减并补《伤寒论》之方药不足，对仲景学术颇多发挥，对《伤寒论》的整理和阐释有重要的贡献。

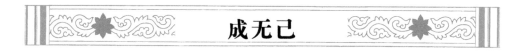

成无己

成无己（约1063—1156年），宋金时期著名医家。成无己出身医学世家，一生好学，对《黄帝内经》《难经》《伤寒论》等皆有研究，尤其对《伤寒论》最为推崇，是第一个全面注解《伤寒论》的医家，也是宋金时期研究《伤寒论》的大家之一，伤寒学派的主要代表医家之一，在中医学中伤寒学研究史上，具有举足轻重的地位。正是由于成无己全面注解了《伤寒论》，才使这部有很大实用价值的著作得以广泛流传，使后世能明伤寒之理，知伤寒之用，从而促进了伤寒学派的迅速发展。

成无己医学造诣极高，又有丰富的临床经验，著有《注解伤寒论》《伤寒明理论》《伤寒明理药方论》。他的学术特色与临证经验体现在以下几个方面：一是开创全面注释《伤寒论》的先河；二是以经注论，以论证经，探本寻源，融会贯通；三是以经解方，以《黄帝内经》《难经》之理，论医方之制；四是鉴别异同，首创中医症状鉴别诊断。他的《注解伤寒论》10卷是现存最早的《伤寒论》全注本，在中医发展史上，占有重要的历史地位。他的《伤寒明理论》，还开创了症状鉴别诊断研究《伤寒论》的先河，成为中医鉴别诊断学的早期著作之一。他的《伤寒明理药方论》是以运气学说来探讨中医制方理论的专著,为后世的中医制方学理论奠定了基础。

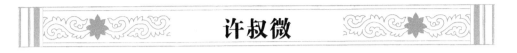

许叔微

　　许叔微(约1080—1154年),字知可,号白沙,宋代杰出医家。他曾为翰林学士,曾任徽州、杭州集贤院学士。因不满朝廷,退隐乡里,行医济人。许叔微心慈近佛,为人豪爽,弃官归医,终享"名医进士"之誉,被百姓奉为神医。他一生著述颇丰,现存著作有《伤寒百证歌》《伤寒发微论》《伤寒九十论》(合称"许叔微伤寒论著三种")及《普济本事方》。《普济本事方》是许叔微数10年医疗经验的结晶,采方简要,理论清晰,有较高的实用价值。

　　许叔微研究伤寒,从临床验证入手,开创了实践研究伤寒的先河。他认为伤寒六经分证只不过是反映了证候的阴阳、表里、虚实、寒热而已,实际应用时应辅以八纲辨证,并对伤寒细小之处进行阐述,对辨证施治理论也多有阐述和补充。他的学术思想中较突出的是对脾肾关系的理解,认为肾是一身之根本,脾胃乃生死之所系,二者之中又当以肾为主,补脾常须暖补肾气。这一见解对后世进一步研究脾肾关系和临床运用,很有启发。

　　《伤寒百证歌》是以歌诀形式将仲景方论编成100证,以便后来者学习。《伤寒发微论》共22论,第1论列举伤寒72证,详加阐释,第2论以下多为编者心得的零散札记。《伤寒九十论》每论首记病例症状及治疗经过,加以评论,颇似今日之病案讨论。《普济本事方》按病分为23门,收录方剂300余方,每方首列主治、方名及药味分量,次录治法、服法,后附一二个病例并加以评述。其中关于言气厥不可作中风候、益肾宜用滋补之品,以及区别肠风、脏毒、血痔的不同等论点都颇有见地。

　　许叔微是研究和活用《伤寒论》之大家,他的《伤寒百证歌》《伤寒发微论》《伤寒九十论》等,奠定了他在伤寒学术领域的地位,被后世称为经方派的代表。许叔微对金元四大家的临证和温补学派的形成也有巨大影响。清代叶桂奉《普济本事方》为至宝,叶桂在《临证指南医案》中引述许叔微论述、化裁之方每每可见。叶桂治疗杂病的经验、对脾胃学说的阐发、对奇经八脉用药的探讨和久病入络说的提出等卓越成就,大都是汲取许叔微的思想和观点发展而成的。

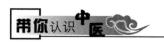

 郭 雍

郭雍(1106—1187年),字子和,号白云先生,宋代著名医家。郭雍之父师事程颐,对《周易》研究颇深,而郭雍传其家学,通于世务,游浪长杨山谷间,自号白云先生。1165—1173年,经人荐于朝,但郭雍不奉召,得号冲晦处士,孝宗知其贤,后又封为颐正先生。晚年则专心钻研医书,尤致力于研究伤寒。因感于《伤寒论》已有残缺,于是采《素问》《难经》《备急千金要方》等诸书所论,及朱肱、庞安时、常器之等诸家之说予以补充,撰成《伤寒补亡论》。

郭雍对《伤寒论》的补充,在辑佚方面做出了一定的贡献,尤为可贵的是,对仲景原论中有论而无方的条文,补以庞安时、常器之两家之说,并将编者的见解校补于后,以供学者借鉴。郭雍的著作,细微之处见精微,引发诸家越发深入考究伤寒条文。例如,他认为厥证的成因有两种,一是阴阳正气偏盛而厥,二是由毒气引起,毒气并于阴经则寒厥,并于阳经则热厥。《伤寒补亡论》的编次与其他传本不同,且内容也有所扩充,但仍有一定的缺陷,如体例混杂,仲景原文与后世注文相互掺混,且未能考证原始出处。

 唐慎微

唐慎微(1056—1136年),字审元,北宋著名医药学家。唐慎微出身于世医家庭,对经方深有研究,盛名一时,医术精湛,医德高尚,治病不问贵贱,有召必往。为读书人治病从不收钱,只求以名方秘录为酬,因此读书人喜欢与他交游,每于经史诸书中得一方一药,必告知于他。为了把掌握的丰富医药学知识贡献给社会,唐慎微经过长期的收集整理,编写了《经史证类备急本草》。他对发展药物学和收集民间单方、验方做出了非常大的贡献,开创了药物学方药对照之先河。该书出版不久就广为流传,受到官家的重视和民间的普遍欢迎。

《经史记类备急本草》60余万字,载药1742种,规模巨大,内容博大精深,药物众多,方药并举,集宋代以前中药学之大成,是一部研究中药学的重要历史文献,而且对后世也产生了深远的影响。问世后,历朝修刊,并数次作为国家法定本草颁布。该书除收载药物齐全外,还记载了药物性能功效、应用方法、药物来源、栽培训养、药材鉴别、炮炙制剂等方面的知识。另外还收录了自仲景至北宋时期历代名家的方论、民间验方和自己临证验之有效的处方,共3000余条,分别附于有关药物之下,开创了"方药对照"研究之先河,成为后世本草学著作编写的范例。《经史证类备急本草》除了引用《神农本草经》等历代本草医书外,还广泛搜集了古代的经史、笔记和文集等有关药物的记载,故后世已经失传和散佚的古书,也可从其引文中略窥大概,因此也具有重要的文献学价值。

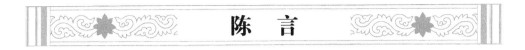

陈　言

　　陈言(1131—1189年),字无择,号鹤溪道人,宋代著名医家。他精于方脉,医德高尚,医技精良,学术造诣深,是一位儒、医兼通,又精于临证的医学家,在当时极有影响。他的主要著作《三因极一病证方论》,为中医病因学的专著,对后世病因病理学有很大影响。该书继承和发展了《黄帝内经》《伤寒杂病论》等的病因学理论,创立了著名的"三因学说",并以病因为纲,脉、病、证、治为目,建立了中医病因辨证论治方法体系,也因此确定了他在中医病因学中的重要地位。

　　《三因极一病证方论》,载方1050余首,方论结合,全书共18卷,分180门,颇实用。其中卷1至卷7论述以外感六淫为主的"外所因"疾病;卷8至卷14的前半部分介绍以"内所因"为主的疾病;卷14的后半部分至卷18,依次介绍了外科、儿科诸病。该书的特点是将临床与"三因"相结合,故对研究中医病因学说和各科临床辨证论治等均有参考价值。该书主张以因辨病,按因施治,以脉象、病源、病候入手,通过分析疾病临床证候,探知发病原因,归纳证候类型,推测病机,以此作为论治依据,这在当时是一种理论上的创新、方法论上的进步,对研究中医病因病理学和各科临床治疗都有相当的参考价值,至今仍是中医病因病理学的重要文献。

　　陈言认为"医事之要,无出三因",于是将复杂的疾病按病源分为外感六淫(即风、寒、暑、湿、燥、火)、内伤七情(即喜、怒、忧、思、悲、恐、惊)、不内外因(包括饮食饥饱、叫呼伤气、阴阳违逆,乃至虎狼毒虫等)。陈言注重病因,其目的是正确地辨证施治,并把"三因论"具体运用于临床各种病证的辨证之中。陈言在研究"三因论"的同时,还十分重视察脉辨证,强调学医必识"脉、病、证、治,及其所因",因脉以识病,因病以辨证,随证以施治。由于《三因极一病证方论》为永嘉医派奠定了学术基础,因此,陈言也就成了永嘉医派的创始人。

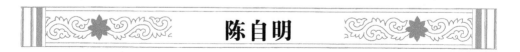

陈自明

陈自明(1190—1270年),字良甫,晚年自号药隐老人,南宋医家。陈自明出身于中医世家,自小随父学医,熟读医学经典,并能将名家医论与祖传经验相结合,在临床实践中加以应用。陈自明与危亦林、龚廷贤、喻嘉言等并列为江西历史上十大名医。他潜心钻研中医妇产科,遍览医籍,博采众长,结合家传验方进行整理,编成我国最早的一部妇产科专著《妇人大全良方》。

《妇人大全良方》共24卷,分8门,共260多篇论述。该书引述了多种医书,分别对胎儿发育状态、妊娠诊断、孕期卫生、孕妇用药禁忌、妊娠期特有疾病、各种难产、产褥期护理及产后病证做了详细的论述。该书是对前人成就及编者临床经验的总结,内容丰富,在理论上和实践上形成了完整的体系,其学术价值和实用价值均很高,为促进中医妇科学的发展做出了重要贡献。明代王肯堂《女科准绳》及明代武之望《济阴纲目》均受《妇人大全良方》的影响。

陈自明医术精进,名扬四方。相传当时有一乡妇怀孕得病,一到中午就痛苦不堪,泪流不止,很多医生束手无策。陈自明知道后告诉她的家属,这是内脏燥热引起的,应用大枣汤治疗。果然用此方一剂,病就好了。陈自明还精通外科,著有《外科精要》。该书对治疗痈疽极有见解,从外科痈疽的病因、病机、辨证、治疗到预后,均做了较为系统的论述,书中强调整体治疗,注重阴阳分证,注意保护脾胃,主张内外合治。如汪机著《外科理例》,王肯堂著《疡医准绳》,均大量采录陈自明之说,可见其影响之大。

 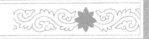

宋　慈

宋慈(1186—1249年),字惠父,南宋著名法医学家。宋慈出生在一个朝廷官吏家庭。他一生四任提点刑狱使,积累了丰富的法医检验第一手资料,又总结了宋代及其以前的法医知识,编撰了《洗冤集录》一书。该书一经问世,就成为当时和后世刑狱官员的必备之书,是我国第一部系统的法医学专著,也是世界最早的法医学专著,比西方医学同类著作早了约350年。西方普遍认为是宋慈于公元1235年开创了"法医鉴定学"的先河,因此他被尊为世界法医学鼻祖,被称为"世界法医学之父"。

《洗冤集录》共5卷53目,约7万字。卷1载条令和总说,卷2载验尸,卷3至卷5载各种伤、死情况。其内容非常丰富,记述了人体解剖、检验尸体、勘查现场、鉴定死伤原因、自杀或谋杀的各种现象、各种毒物和急救、解毒方法等内容。书中区别自缢与假自缢、自刑与杀伤、火死与假火死等的方法,至今还在运用。《洗冤集录》不仅在我国沿用600多年之久,成为后世各种法医著作的主要参考书,并且广泛传播,被译成荷兰文、法文、德文、日文、英文、俄文等各种文本。

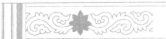 

张小娘子

张小娘子,北宋著名女医师,也是我国古代四大女医师之一。她貌美心慧,精通百草,扶危救弱,声名远播。后来后宫的嫔妃听说了这位医术高明的民间女子,便将张小娘子召进宫去,向她讨要养颜美肤的秘方,以保青春不老。宋仁宗看到后宫妃子们经过张小娘子养颜秘方的调养,个个变得貌美如花,又见张小娘子虽30岁,仍如18岁,遂称张小娘子为"女医圣",赐名"张小娘子"。寓意其医术高明,能让女子返老还童,永葆青春美貌之意。

据说,在张小娘子年轻的时候,有一天,一位云游郎中路过门前,向她讨杯水喝。张小娘子见是一位银髯老人,气度不凡,便将他请进屋里,让座沏茶,还热情地招待饭菜。那位老郎中见她聪明贤惠、手脚勤快，便将开刀和制膏等外科秘方传授给她，还赠她一部秘而不传的《痈疽异方》。后来，经过不断实践，张小娘子终于成了一位精通外科的女医生。凡是疮疡痈肿的病人前来求医，经她诊治，无一不见奇效，这使她一时名声大噪。她又把外科技术传给丈夫，于是，夫妇俩都成了当地名医。

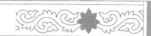

刘完素

刘完素（约 1110—1200 年），字守真，自号通玄处士，世称刘河间，金元时期著名医家。刘完素自幼聪颖，酷嗜医书。他精研医理，主要以《黄帝内经》为学术基础，把《素问》中的关于火热病致病原因的内容选摘出来，加以阐释，这就是他对《素问》病机十九条的发挥。他还提出了"六气皆从火化"的观点，认为"风、寒、暑、湿、燥、火"六气都可以化生火热病邪，治病需从寒凉法入手，以降心火、益肾水为第一要旨，首倡火热论，成为"寒凉派"的代表。对于《黄帝内经》中的"五运六气"，他也有着精辟的研究和独到的见解，并善于运用"五运六气"的方法来看病，为后世温病学说的形成奠定了基础。

刘完素与李杲、朱丹溪、张从正合称"金元四大家"。他一生贡献卓著，著作颇丰，《素问玄机原病式》《黄帝素问宣明论方》《素问病机气宜保命集》《伤寒标本心法类萃》《伤寒直格论方》《素问要旨论》（后世统称为河间六书）等均为其代表作。其中最著名是的《黄帝素问宣明论方》，该书共 15 卷，不仅补充了《素问》所记病候缺乏方药的不足，并反映出刘完素偏重寒凉、降火益阴为主的治疗大法。他独创的方剂防风通圣散，用药达 17 味，至今仍为治疗表里俱实及外科病毒之良方。随着他的创新理论的广泛流传，刘完素师从者甚多，由此开创了金元医学发展的新局面，形成了金元时期一个重要学术流派——河间学派。

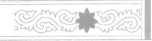

张从正

张从正（1156—1228年），字子和，号戴人，金代著名医家，金元四大家之一。张从正幼年从父学医，弱冠成器；中年时代，即成一方名医，深得人民敬仰。张从正承袭《黄帝内经》及仲景学说，私淑刘完素之学，创"病由邪生，攻邪已病"的攻邪学说，丰富和发展了中医发病学理论。在临床上，张从正吸取和发展了前人理论，扩大了汗、吐、下三法的应用范围，促进了中医辨证论治理论的发展。他在情志治疗方面也很有特色，为中医心理学的发展做出了贡献。

对于汗法，他认为凡风痰、宿食、酒积等在胸膈以上的大实大满证均可应用。他所称的吐法，不仅仅指涌吐而言，而是"引涎漉涎，嚏气追泪，凡上行者皆吐法也"。对于下法，不局限于通泻大便，而是将通达气血、祛除邪气，使之从下而行的多种治疗方法统归于下法。他一生著述颇丰，《儒门事亲》是其代表作。该书详细介绍了汗、吐、下三法的学术观点，记载了各种疾病的临床治疗，并附有医案，对研究攻邪派的学术思想具有重要参考价值。同时书中对应用补法有独到见解，认为邪去后才可言补。

张从正用药以寒、凉为多，祛邪以汗、下、吐三法为要，形成了以攻邪治病的独特风格，被称为"攻下派"的代表，在中医学发展史上占有重要地位。《金史本传》对其评价很高，称赞他"精于医，贯穿《素》《难》之学，其法宗刘守真，用药多寒凉，然起疾救死多取效"。

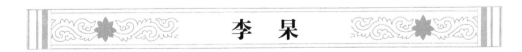

李 杲

李杲（1180—1251年），字明之，晚年自号东垣老人，金元时期著名医家，金元四大家之一，中医"脾胃学说"的创始人。李杲认为"人以胃气为本"，"内伤脾胃，百病由生"，首创内伤学说理论，在治法上重视调理脾胃和培补元气，扶正以驱邪，并创制补中益气汤等名方，对中医学的发展做出了卓越贡献。同时，他还将内科疾病系统地分为外感和内伤两大类,这对临床上的诊断和治疗有很强的指导意义。另外,他还十分强调运用辨证论治的原则,强调虚者补之,实者泻之,不可犯虚虚实实的错误。他的理论学说诞生后,得到其弟子王好古、罗天益等人的继承发展。

李杲对妇科病也有独特见解和丰富经验,其理论载于《兰室秘藏》一书。他在妇科学上的重要成就,主要是建立了以脾虚气陷、阴火乘土、湿热下注为病机的妇科病证治模式。李杲一生著述甚丰,在易水学派中,影响较大。其著述有《内外伤辨惑论》《脾胃论》《医学发明》等。其中,《内外伤辨惑论》为生前手定,其余皆由门人校定,或据有关资料整理。《内外伤辨惑论》全书3卷,26论。书中论述了内伤与外感的病因、病状、脉象、治法等,是从事中医教育、科研、临床工作者的重要参考书。

李杲对脾胃的生理、病理、诊断、治疗诸方面,形成了自己独特的系统理论,后世又称其为"补土派"。由于他的学说来源于实践,具有重要的临床意义,故后世宗其说者大有人在。传其学者,不仅有其门人王好古与罗天益,明代以后私淑者更多,如薛立斋、张景岳、李中梓、叶桂等人,都宗其说,而又各有发展。这些都充分体现了李杲的学术思想在历史上的重要地位。

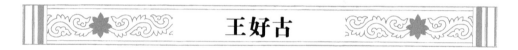

王好古

王好古(1200—1264年),字进之,号海藏,金元时期著名医家,也是易水学派的中坚力量。王好古早年博通经史,曾同李杲学医于张元素,因年幼李杲20岁,后又从学于李杲,尽得其传。张元素强调脏腑辨证,重视分辨病变所在脏腑的寒热虚实,李杲阐发脾胃学说,尤重脾胃内伤虚证的探讨。王好古的学术思想,源于《黄帝内经》《伤寒论》等经典,又受历代医家如王叔和、朱肱、许叔微等的影响,特别是其师张元素的脏腑辨证及李杲的脾胃内伤论,对他的熏陶尤深,而所有这些,都奠定了其阴证学说的基础。

王好古著有《阴证略例》《医垒元戎》《此事难知》《癍论萃英》《汤液本草》等书,其中《阴证略例》为专门论述阴证的专著。王好古撷取前贤有关阴证论述,并参以己见,从病因病机、诊断治疗方面对阴证进行了较为全面的阐述,旨在阐明伤寒阴证的危害及温阳的重要性。《癍论萃英》对斑疹治疗及斑疹与疮疹辨别有独特见解,所立方剂颇切临床。《医垒元戎》既注重采撷前贤之用药心法,也不乏化裁古方从而自出机杼。《汤液本草》主要阐述药物治病机理、用药要点及炮制等内容。《此事难知》系整理他的老师李杲之医论，包括脏腑、经络、气血、营卫、诊法、病因病机、治疗方法等。

王好古在张元素脏腑辨证及李杲脾胃学说的影响下，结合个人临证经验，把散见于历代著作中零乱而无条理的有关阴证的论述，整理发展成为具有辨证施治体系的一门独特学说，这是中医学理论在金元时期的一大发展，对后世研究阴证有很大的启发。王好古论阴证，重视内因，提出了内感阴证理论，并阐发了以太阴内伤虚寒为主的阴证学说，使阴证的辨证论治从伤寒外感阴证，发展到内伤杂病阴证，大大扩充了阴证的范围，从而把伤寒学说与脾胃内伤学说有机结合起来。阴证学说既是对仲景学说的发展，又补充了李杲脾胃内伤中"热中证"之缺。王好古主张温补脾肾，对明、清温补学派医家深有影响。

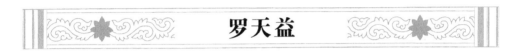

罗天益

罗天益（1220—1290年），字谦甫，元代著名医家。他幼承父训，有志经史，攻读诗书，长大后，逢乱世，弃儒习医。他曾向李杲学医数年，尽得其术。李杲死后，他整理了多部李杲的医学著作，对传播"东垣之学"起到了重要作用。多年之后，他回乡行医，以善治疮而著名。他还善用灸法温补中焦，发展了刘完素热证用灸、李杲甘温除热的理论观点，继承和发展了金元四大家的针灸学术思想。

罗天益生活于金末元初，他的学术思想遥承于张元素，授受于李杲，又突出脏腑辨证、脾胃理论、药性药理运用的易水学派特色，成为易水学派理论形成和发展过程中承前启后的一位重要医家。他以继承李杲脾胃学说为己任，并将脾胃病详细地分为饮伤、食伤，将劳倦虚损详细地辨别寒、热，创三焦气血理论，在一定程度上发展了李杲的脾胃学说。他的三焦气血理论，对后世温病学派有一定的启迪作用。

罗天益既善于继承，又富有创新精神，遣方用药博采众长，并创制新方。他详论药之误，旨在启迪后学，为后世用药提供了规范。他灸、药并用，内外合治，对针灸学做出了一定贡献。他将医学知识分经论证而以方类之，撰成《内经类编》（今已佚）。1266年，他将李杲的效方类编为《东垣试效方》。之后，他以《黄帝内经》理论及张元素、李杲之说为宗,旁搜博采,结合自己的体会,又撰写了《卫生宝鉴》,并将其主要学术思想反映于此书中。该书立论处方,既承袭易水之学,又兼采历代名方,并参以己验,多有精辟见解,具有非常重要的临床指导意义。

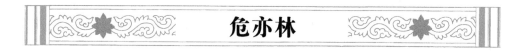

危亦林

  危亦林(1277—1347年),字达斋,元代著名医家。危亦林出身于世医之家,自幼聪颖好学,博览群书。他20岁开始学医,对祖传医术有浓厚的兴趣,将祖传医书及验方加以整理和研究,并在行医过程中进行验证和修改。他通晓内科、妇科、儿科、眼科、骨科、喉科、口齿科等各科,尤擅骨科,与陈自明、龚廷贤、喻嘉言等并列为江西历史上的十大名医。

  危亦林曾任南丰州医学学录,后官至南丰州医学教授。在行医和任州医官时,他继承和发展危家四代医学经验,积累五世医方,并结合自己的实践经验,于1337年著成《世医得效方》。该书共19卷,50余万字,于1345年刊刻发行,成为各地方使用的医疗手册。该书编次有法,科目无遗,论治精详,尤其是骨伤科论证治疗方面载述尤详,是上承唐宋、下启明清的一部重要方书。书中翔实和突出地记述了关于麻醉药物的使用,是世界上较早的关于全身麻醉的记载。该书对骨折、脱臼、跌打损伤、箭伤等的整复治疗也有精辟的论述,对今天的临床仍有重要的指导意义。《世医得效方》的骨伤科成就,代表了金元时期中国骨伤科的发展水平,居于当时世界医学的前列。

  在《世医得效方》中正骨的医术大多为危亦林独创。书中对各种骨折和脱臼的整复方法以及处理原则有详细记述,他的整复脊椎骨折悬吊复位法,比英国达维斯提出的悬吊复位法早600多年。有关用麻醉药物"草乌散"进行全身麻醉的记录,比日本人华冈青州的早了约450年。该书被清朝收入《四库全书》子部,称其"载古方甚多,皆可以资考据"。美国国会图书馆藏有一部本书元刻本,朝鲜有重刊本行于世。1964年,该书由上海科学技术出版社重新出版发行。1990年人民卫生出版社又以元至元三年初刻本为底本,汇集其他精善版本,重新出版。

 朱丹溪

朱丹溪(1281—1358 年),字彦修,名震亨,元代著名医家,金元四大家之一。他善用滋阴降火的方药,为"滋阴派"的创始人,在中国医学史上占有重要地位,同时强调节制"食欲""色欲"的重要性,提出"百病皆因痰作祟"的观点,并创建名方——桃红四物汤。朱丹溪治学严谨,著有《格致余论》《局方发挥》以及由他的学生帮助整理的《丹溪心法》等书。

《格致余论》共收医论 42 篇,充分反映了朱丹溪的学术思想,是朱丹溪的代表作之一。该书以《相火论》《阳有余阴不足论》2 篇为中心内容,创立"阳常有余,阴常不足"的论点,强调保护阴气的重要性,确立"滋阴降火"的治则,倡导滋阴学说;《饮食色欲箴》《养老论》《慈幼论》《茹淡论》等篇,围绕养阴的观点,深入论述养生的道理;《生气通天论病因章句辨》提出"六气之中,湿热为病十居八九"的观点,又对某些章句的断句进行探讨;其余篇侧重论述滋阴降火和气、血、痰、郁的观点。该书内容十分丰富,每篇中又多以治验相对照。

朱丹溪的相火论,是在师承了寒凉派刘完素火热病机的基础上,结合儒家理学太极之理,进一步加以阐发和补充而发展起来的。在"相火论"的基础上,朱丹溪又于"阳有余阴不足论"中创立"阳常有余,阴常不足"之说。在用药方面,朱丹溪发现龟板有补阴之功,随之,龟板才成为著名的滋阴药为后人广泛使用。后来,朱丹溪又以龟板为主药,创立大补阴丸以滋肾水降阴火。朱丹溪得罗知悌之学后,不断进行实践,又集张从正、李杲二家之长,将刘完素之说变为阴虚火旺之说,专攻于泻相火、补真阴,形成滋阴派。

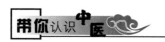

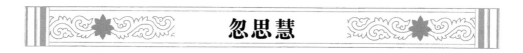

滑　寿

　　滑寿(1304—1386年)，字伯仁，号樱宁生，元末明初著名医家。滑寿自幼聪明好学，善诗文，通经史诸家。他先跟随名医王居中学医，研读《素问》《难经》，颇有心得，著有《读素问抄》《难经本义》等。继之精心研究张仲景、刘完素、李杲诸家之说，融会贯通，深有造诣，撰《诊家枢要》。《诊家枢要》涉及基本脉象30种，首论脉象大旨及辨脉法，颇多创见。后又随高洞阳学习针法，对经络理论很有研究，著《十四经发挥》3卷。

　　《十四经发挥》提出奇经八脉的任督二脉与其他奇经不同，应与十二经脉相提并论而成十四经，并在《素问》《灵枢》的基础上，通考腧穴657个，考证其阴阳之往来，推其骨孔之所驻会，详加解释。《十四经发挥》卷上为《手足阴阳流注篇》，统论经脉循行的规律；卷中为《十四经脉气所发篇》，分别论述各经经穴歌诀相应脏腑机能、经穴部位和经脉主病等；卷下为《奇经八脉篇》，对奇经八脉起止、循行路线、所属经穴部位及主病等予以系统论述。全书附有俯位、仰位的人体尺寸图及十四经经穴图。

　　滑寿在针灸之道湮而不彰、经络之学已被忽视之世，力挽狂澜，使针灸又得盛于元代。不仅如此，《十四经发挥》流传到了日本之后，日本的针灸医学也开始兴盛起来。

忽思慧

　　忽思慧，元代蒙古族医家。他在宫廷任饮膳太医，负责宫廷中的饮膳调配工作，包括宫廷中的饮食调理、养生疗病等，可以说是当时的营养学家。忽思慧非常重视食疗与食补的研究与实践，他将元代以前历朝宫廷的食疗经验进行总结与整理，并继承前代著名本草著作与名医经验中的食疗学精要，同时汲取当时民间日常生活中的食疗经验，编撰了《饮膳正要》一书（我国古代第一部营养学专著）。

《饮膳正要》一书写成于 1330 年,全书共分 3 卷。卷 1 讲诸般禁忌;卷 2 讲诸般汤煎,以及食物相反致中毒等;卷 3 讲蔬菜、肉类、水果等。忽思慧在书中强调营养学的医疗作用,他认为最好少吃药,平时注意营养调节,不吃药也能治病。他对春、夏、秋、冬适宜吃什么东西,都有论述。书中阐述了每种食物的性状,对身体有什么好处,能治什么疾病等,还配有许多插图,以便辨认。书中还提倡讲究个人卫生,如饭后漱口、早晚刷牙等。翻开中国饮食营养和药膳学的历史,必然要把《饮膳正要》摆上重要的位置。忽思慧的成就在我国食疗史与医药发展史上占有重要的地位,他编撰的《饮膳正要》具有较高的学术与史料价值,值得我们重视与深入研究。

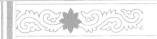 # 戴思恭

戴思恭(1324—1405 年),字原礼,号肃斋,元末明初著名医家,曾为正八品御医、太医院使。戴思恭出身于世医之家,从小就深受家庭的熏陶,勤奋好学。大约在 1343 年,拜著名医家朱丹溪为师。当时,朱丹溪门下弟子众多,而戴思恭刻苦好学,最受朱丹溪的赏识。戴思恭潜心医学理论,洞悉诸家奥旨,所得医学传授也最为精深。后来他学成回乡,以医术精湛闻名于世。

滋阴学说的提出,在临床医学上是一项非常重要的理论,但由于朱丹溪总结滋阴学说较迟,滋阴学说在他的手中并未能完全成熟,直到戴思恭在其著述中修订了滋阴学说,而间以本身的学说填补其中,滋阴学说才得以较为完备。所以在滋阴学说的发展过程中,戴思恭在其中占有相当重要的地位。戴思恭在学术上继承了朱丹溪"阳常有余,阴常不足"的观点,并有所发挥,提出"阳易亢,血易亏"的气血盛衰理论,强调顾护胃气。戴思恭著有《秘传证治要诀及类方》《推求师意》以及校补《金匮钩玄》等。

《秘传证治要诀及类方》分《秘传证治要诀》和《证治要诀类方》。《秘传证治要诀》12 卷,分 12 门,列若干病证,详述病因、病机、症状、治则、治法及治验等。《证治要诀类方》4 卷,根据前述病证列出所用方药,其中汤类方 167 首,饮类方 36 首,散类方 104 首,丸、丹、膏类方 135 首。二书互为参阅,有证有方,便于临床实用。《推求师意》一书,论述了各类病证的病因、病理、证脉、治法等,均以朱丹溪之学研究阐发,对朱丹溪的滋阴学说及其临床运用有较深入的分析,补充了朱丹溪之缺。

戴思恭在理论上也颇有建树，他的医学理论，多能阐《黄帝内经》之旨，开诸家之悟。在学术上他得到了朱丹溪的真传，在继承中对朱丹溪之论予以补充和发挥。朱丹溪认为"气有余便是火"，戴思恭则补充"气属阳，动作火"。朱丹溪认为"人身诸病，多生于郁"，戴思恭则根据临床，对此加以引申，指出"传化失常"是导致郁证的关键。戴思恭身为朱丹溪弟子，不仅对《丹溪心法》领悟极深，也善于灵活运用刘完素、张从正、李杲等众家之长。宋濂在《宋学士文集·翰苑续集》中称赞戴思恭医术高妙，朱国桢称其为"国朝之圣医"，明史中评价戴思恭"人谓无愧其师云"。

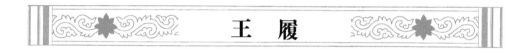

王 履

王履（约1332—1391年），字安道，号畸叟，又号抱独山人，元末明初著名医家。王履曾学医于朱丹溪，尽得朱丹溪之学。王履对伤寒温病之辨颇精，认为温病是恶毒的异气而致，决不可以伤寒六经诸病为通治。王履认为应把《伤寒论》作为方法论读，这是一个重要思想。王履评论以往医家，每有创见。其论"外感法仲景，内伤宗东垣，杂病主丹溪"等，为学医者之标的，至今医界多所遵循。他著有《医经溯洄集》《百病钩玄》《医韵统》等，现唯有《医经溯洄集》行于世。

《医经溯洄集》载医论21篇，探讨《黄帝内经》《难经》《神农本草经》《伤寒论》及历代诸家之作，提出不少独见。如他根据《黄帝内经》"亢则害，承乃制"的观点，阐发人体内外环境的统一性，论述人体以五脏为中心的功能系统相互制约又相互协调和统一的关系，并论述五脏在人体生理、病理中所起的作用。他对温病与伤寒的研究也颇有心得，从理论上分析了温病的病机、传变过程及治法，从而把温病与伤寒区分开来，对温病学的发展有一定影响。

《古今医统》称王履"学究天人，文章冠世，极深医源，直穷奥妙"。《四库全书提要》称其"实能贯彻源流，非漫为大言以夸世者"。王履十分重视运用"亢害承制"之理来说明人体自身的防病、抗病能力，重视机体的内在调节，这一点具有重要的实践意义。此外，就临床诊治思路而言，王履认为医生诊断疾病时，应根据当时的病情表现，诊断疾病，并依此来推断病因，即所谓审证求因，这也是十分正确的。

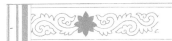 谈允贤

谈允贤（1461—1556 年），明代女医，中国古代四大女医之一。谈允贤出生于医学世家，她的祖父曾任刑部郎中，是当时的名医，其祖母对医药也十分精通。谈允贤秉承家学，十来岁就攻读医学书籍，祖母去世前，将一生收集整理的医药秘方都传给了她。谈允贤婚后不久患上气血失调，就自我诊治试药，后来每当家里人患病，她都亲自诊治。直至其祖母去世，她才真正在外行医。一些女性患者，患了妇科或外科疾病，不愿请男性医生诊治，都纷纷来找她医治。她医术精湛，名声渐渐传遍各地。谈允贤著有《女医杂言》一书传于后世。

《女医杂言》收载病案 31 例，是中医史上较早成书的个人医案专著之一，也是我国古代很少见的专科医案书。该书主要记载的是妇科病案，其中涉及流产、月经病、产后诸疾、腹中结块诸证等，并记载了灸法应用。《女医杂言》是采用追忆的方式撰写的，虽然记录的案例不多，但每一医案诊治过程都很清晰，治疗效果都很突出，很值得后世医家参考。由于当时女子不便抛头露面，所以《女医杂言》一书，是由谈允贤的儿子抄写付梓的。

明代，民间精通医术的妇女渐多，皇帝规定由衙门选取其中佼佼者，到司仪监御医处会选，选中的入官册以备召用，许多民间女医都以此为荣。当时，医术精湛、颇有名气的谈允贤应召录用，凡皇家眷属生病，羞于请男御医诊治的，都请谈允贤入宫医治。谈允贤对她所医治的女性对象的认知，来源于亲密接触上的平等对话，是对她们情感和生活的仔细观察，是来自女性对女性身体的同情，她将所有的切身体会内化为其医学思想，并反映到她的技术方法之中，逐渐形成了其细腻平和的风格。

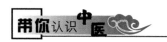

汪 机

汪机(1463—1539年),字省之,号石山居士,明代中期著名医家。汪机出生于医学世家,少时勤攻经史,后因母亲头痛,多方医治无效,遂专心随父学医。他努力钻研医学经典,取各家之长融会贯通,医术日益精湛,不仅治愈了母亲的头痛,而且行医数十年,救人无数,为当时名冠全国的四位医学大师之一。汪机注重医德,强调不可轻视人之生死。嘉靖年间,其所在县瘟疫流行,汪机倾囊购药,免费施治。他平时生活简朴,不追求名利,在当地老百姓中素负盛誉。

汪机一生著书颇丰,直至古稀之年,仍笔耕不辍。他的著作最显著的特点是善于汇集各家之说,在阐发中医基础理论方面有独到的见解。如《石山医案》中《营卫论》一篇,提出了固本培元学说,奠定了新安医学流派的理论基础,由此也奠定了他一代名医和新安医学奠基人的位置。

《石山医案》共3卷,附录1卷,每卷医案略分门类。汪机认为"徒泥陈言,而不知变,乌足以言医",因此其病案每能体现因时、因地、因人制宜的精神,灵活多变,圆机活法。能取各家之长而不拘泥于成方,立论比较倾向于朱震亨。在诊法上重视四诊合参,尤善脉诊与望诊。案中每多记述患者形体、色泽,或以形治,或从脉症入手。附录1卷,载有汪机门人陈钥《论参芪用法》二则和李迅所撰《汪机小传》一篇。

此外,汪机的著作还有《伤寒选录》《医学原理》《运气易览》《读素问钞》《针灸问对》《脉决刊误集解》《外科理例》《疝治理辨》《本草会编》《医读》《内经补注》等。平时他还注意汇集前人著述,并加以整理使之广为流传,在汇集、传播古代医籍方面,也做出了很多贡献。

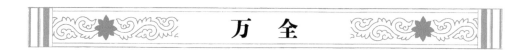

万 全

万全(约1488—1578年),字密斋,明代著名医家。万全自幼习儒,因科举失意,乃矢志医学。由于他家世代以医药济世,有深厚的家学医学渊源,再加上本人刻苦勤奋,治学严谨,因而他在医学上造诣很深,尤精于切脉、望色,特别是对儿科、妇科、内科杂病有精深的研究。在儿科方面,提出"三有余,四不足"的关于小儿生理特点的学说,临证注重望诊,治方重视脾胃,完善了小儿生理病理学理论。他发明的"万氏牛清心丸",至今仍是治小儿急惊风的良药。在妇科方面,阐明妇女生理、病理特点,调经注重情志、体质与痰湿,妊娠强调择时、优生与养胎,产后分辨虚实、败血与聚散,主以行滞补气血,并提出"培补气血、调解脾胃"的见解。

万全治学严谨,治病除承继家学外,更以《黄帝内经》《难经》为本,精研《脉经》等,博采张仲景、刘完素、李杲、朱丹溪等诸家之说,兼通内科、妇科、儿科及养生之学。他医德高尚,痛斥庸医误人,反对巫医惑乱,治病不记嫌隙宿怨,不论贫富贵贱,同情劳苦,施医赠药,深受人们尊敬。

万全的著作与学术思想,堪称博大精深,发皇古义,颇多创见,又方药具备,施治灵活,不仅对明清临证医学产生了深刻的影响,而且对现在中医理论研究与临床工作也具有重要的参考价值。万全的著作有《育婴秘诀》《广嗣纪要》《万氏妇人科》《保命歌括》《幼科发挥》《养生四要》等,均收入《四库全书》,颁行天下,对临床医学具有较高的参考价值。此外,据《万氏家谱》记载,还有37种手抄本未付印,现除《万氏秘传外科》和《万氏家传点点经》两部外,其他均已失传。

《养生四要》,列方110余首,载药240余种,理论精辟而通俗,方法易行,对养生保健、预防疾病、优生优育等具有独到的见解,为妊娠者、婴幼儿至百岁老人提供了一套完整的防病治病、强身用药的措施,是我们今天研究优生学、保健医学、老年医学、长寿医学的珍贵文献资料。万全提出的"寡欲、慎动、法时、却疾"的养生理论,不仅比世界卫生组织提倡的"心理平衡、营养均衡、适当运动、戒烟限酒"的养生理念早几百年,而且内涵更全面、更先进、更科学。

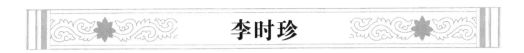

李时珍

李时珍(1518—1593年),字东璧,号濒湖,明代著名医药学家。李时珍出生于行医世家,祖父是"铃医",父亲是当地名医,他继承家学,成了很有名望的医生。李时珍曾任楚王府奉祠所奉祠正,兼管良医所事务,而后,他又被推荐上京任太医院判。李时珍看不惯庸医做事,任职不久便辞职回乡。他阅读了大量医书,又经过临床实践后发现,古代的本草书籍中错误很多,于是,他决心重新编纂一部本草书籍。他阅读了上万卷医书及大量历史、地理和文学书籍,并亲自到各地去寻找药材,虚心求教,历经几十年,终于完成了《本草纲目》的编写工作。

《本草纲目》共52卷,约190万字。该书收载药物1892种,附方11 096首,附图1109幅。在这部书中,李时珍打破了沿袭1000多年的上、中、下三品分类法,把药物分为水、火、土、金石、草、谷、菜、果、木、服器、虫、鳞、介、禽、兽、人共16部,包括60类。每药标正名为纲,纲之下列目,纲目清晰。书中还系统地记述了各种药物的知识,包括校正、释名、集解、正误、修治、气味、主治、发明、附录、附方等项,从药物的历史、形态到功能、方剂等,叙述甚详。这部伟大的著作,不仅吸收了历代本草著作的精华,解决了药物的检索等问题,更重要的是体现了他对植物分类学方面的新见解,以及提供了生物进化发展的思想,是到16世纪为止我国最系统、完整和科学的一部医药学著作。

虽然《本草纲目》是一部药物学专著,但它还记载了与临床关系十分密切的许多内容,如书中"百病主治药"中,记有上百种病证的主治药物。原书中提出能治疗瘟疫的药物有:升麻、艾叶、腊雪、丹砂、阳起石、火药、大青、麻黄、威灵仙、葎草、大麻、大豆豉、葫、竹笋、梨、松、猪苓、竹、石燕、犀、桃蠹虫等。此外,《本草纲目》附方11 096首,涉及临床各科,包括内科、外科、妇科、儿科、五官科等,其中2900多首为旧方,其余皆为新方。治疗范围以常见病、多发病为主,所用剂型也是丸、散、膏、丹俱全,且许多方剂既具科学性,又具实用性。因此,《本草纲目》在临床治疗方面也有极高的参考价值。

《本草纲目》不仅为中国药物学的发展做出了重大贡献,而且对世界医药学、植物学、动物学、矿物学以及化学的发展也产生了深远的影响。该书出版后,很快就传到日本及欧美,先后被译成10余种文字出版。在1951年维也纳举行的世界和平理事会上,李时珍被列为世界文化名人。《本草纲目》不仅对中医药学具有极大贡献,而且对世界自然科学的发展也起到了巨大的推动作用,被誉为"东方药物巨典",英国著名生物学家达尔文称之为"中国古代百科全书"。

李时珍另著有《濒湖脉学》《奇经八脉考》等。《濒湖脉学》具体表述27种脉的形状、部位、频率、节律特征变化及其与病证的关系,指出了相似脉的鉴别方法,至今仍为临床医生的重要参考书。《奇经八脉考》谓人的经脉有正有奇,手足三阴、手足三阳为十二正经;阴维脉、阳维脉、阴跷脉、阳跷脉、冲脉、任脉、督脉、带脉为八奇经,它们既不直属脏腑,又无表里配合,主要是对十二经脉的气血运行起调节作用。

龚廷贤

　　龚廷贤(1522—1619年),字子才,号云林山人,又号悟真子,明代著名医家。龚廷贤幼攻举业,随父学医,曾任太医院吏目。1593年,他治愈鲁王张妃的臌胀,被赞为"天下医之魁首",并受赠"医林状元"匾额。龚廷贤著述甚丰,著有《济世全书》《寿世保元》《万病回春》《小儿推拿秘旨》《药性歌括四百味》《种杏仙方》《鲁府禁方》《云林神彀》等,并为其父续编成《古今医鉴》。

　　龚廷贤的学术思想主要体现在以下几个方面:血气论详细阐述了气血的生理、病理、相互关系及调治方法;脾胃论强调脾胃为五脏六腑之主,认为补肾不如补脾;衰老论提出"善养生者养内,不善养生者养外";延年良箴具体给出了摄养的思想和主张,包括饮食、运动、劳逸、心理等多方面的内容;治未病思想包含在养生理论中,提出万病之原为虚,致虚之由有饮食失节、劳逸过度、思虑过度和房欲过度等,另外,治未病思想体现在各科证治当中,如预防中风,指出中风先兆为拇指、次指麻木不仁,在出现先兆症状后,及时用药治疗,可以避免中风发作。

　　此外,龚廷贤是一个富有原创精神的医家,他在内科上首先命名了"五更泻",又称之为"肾泻",将五更泻的病因归为肾虚;妇科上创制了"加减四物汤",扩大了四物汤的治疗范围;儿科上写出了第一部以"推拿"命名的儿科专著,强调望诊在小儿疾病诊断中的作用,注重乳母饮食及情志变化对小儿的影响;外科上最早记载运用砷剂治疗梅毒,明确指出梅毒具有传染性;方药上编写了大家所熟识的《药性歌括四百味》,而且原创方剂很多,如乌鸡白凤丸、清上蠲痛汤、高枕无忧散等。龚廷贤还善于运用前人之方,比如补中益气汤,广泛应用于内科杂病、妇产科及五官科、外科,极大地拓宽了方剂的适用范围。

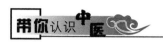

孙一奎

孙一奎(1522—1619 年),字文垣,号东宿,别号生生子,明代著名医家。孙一奎自幼聪颖,为汪机的再传弟子,在学术理论上颇有建树,尤其对命门、三焦等理论研究极有个人见地。他强调命门为肾间动气,有名而无形,命门动气为生生不息的生命之根;三焦也是有名而无形,为原气之别使,主持相火。他在临床上注重命门、三焦元气的保护与治疗,对于中满、癃闭、遗尿等的论治,十分重视三焦的温补,对后世有一定的影响,故后世学者将他归于温补派医家。

孙一奎的学术思想主要体现以下几个方面:一是论三焦相火,他同意三焦有名无形之说,并提出了自己的观点,认为三焦无形,只能依附膀胱,而称之为外府,不能以经络的存在便认为三焦有形。二是三焦相火说,他明确提出"命门不得为相火,三焦不与命门配"。三是论命门动气,他认为命门为两肾间动气,命门动气为生生不息的生命之根。孙一奎的学说,不仅阐发了中医学的有关理论,而且能自出机杼,并与临床辨证施治相结合,因此,他的学术理论和实践经验对中医学做出了一定贡献。

孙一奎治病,首重明证,认为凡证不拘大小轻重,俱有"寒、热、虚、实、表、里、气、血"八个字,且病变多有始同而终异的情况,故治法不可执一而无权变。基于这种指导思想,他指出时医对内伤发热、虚损、血证等滥用苦寒之剂,以及畏投甘温之剂的偏和弊。

他十分重视三焦元气的保护和治疗,既反对滥用寒凉之剂,又指出了过用辛热、疏导及渗利之剂的危害。在三焦病变中,他对下元虚寒尤为重视。其论气虚中满、肾泄等,认为都属于下焦元气虚寒。又如癃闭、遗溺、小便失禁,也或与之有关。同时,对于下消及肾不纳气的治疗,孙一奎又注意精气同治。

孙一奎勤求博采,刻苦钻研,临证投剂屡起沉疴,学验俱丰,故名噪当时。他先后著有《赤水玄珠》《医旨绪余》《孙文垣医案》,后来合称为《赤水玄珠全集》,对后世医学界产生了重要影响,并给后世学医者留下了宝贵的财富。

方有执

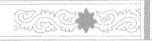

　　方有执（生于 1523 年，卒年不详），字中行，别号九龙山人，明代著名医家。他的妻儿皆因伤寒而死，他本人也以大病幸愈而复生，因而发奋钻研《伤寒论》。方有执主要的学术思想与成就体现在"错简重订论"及"风寒中伤营卫说"。他认为王叔和、成无己整理的《伤寒论》有较多错误之处，对后世学习者容易造成误导，首次提出《伤寒论》错简之说，并开始着手编写《伤寒论条辨》，对《伤寒论》逐条考订，重新编次，并予以注释，以求合于张仲景之原意。方有执认为伤寒应以六经为纲，六经应以太阳为纲，而太阳又应以风伤卫、寒伤营、风寒两伤营卫为纲，深刻提示了伤寒病的发病、传病与转归的规律，故其学术思想对伤寒学的发展做出了重要的贡献。

　　《伤寒论条辨》共分 8 卷，卷末附有《本草钞》《或问》《痉书》各 1 篇。该书先以经络图叙明《伤寒论》的六经分治和表里病位的关系，次以风伤卫、寒伤营、风寒两感营卫俱伤为太阳病的三大提纲，各以有关条文加以归纳，并以同样的处理方法，辨明阳明病、少阳病、太阴病等各种病证的主证、次证和治疗问题。《伤寒论》经过方有执的编次和整理，明显增强了系统性、条理性，也更加有规律，便于初学者理解与掌握。

　　同时《伤寒论条辨》也体现了方有执在其他方面的精辟见解，如"伤寒论不限于伤寒病""传经不拘日数""辨明药物功用"等，都对伤寒学术研究有很大的贡献。方有执对《伤寒论》的研究，反映了他在临证基础上对伤寒病的发生、发展、传变、转归的实践与认识，影响深远，推动了伤寒学派的兴盛及伤寒学理论的进一步丰富。其后喻嘉言、张璐、吴仪洛等医学家继承其学，形成《伤寒论》错简重订学派。

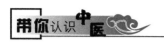
 **缪希雍**

缪希雍(1546—1627 年),字仲淳,号慕台,明代著名医药学家。缪希雍少年时患疟疾,自检方书治愈,遂对岐黄之道产生兴趣。他勤于钻研医道,勇于实践,对疾病的辨治独具匠心,其诊疗特色可概括为"变而通之疗伤寒、创三要诀治吐血、重视脾胃善甘润、真假内外辨中风和辛凉发散疗痧疹"。缪希雍临证立论深邃,构思灵巧,语简法备,为后世称道。自薛己以下,温补之风盛行时,缪希雍能大胆抒发己见,倡导清凉,值得赞赏和学习。缪希雍行医之余,勤于笔耕,《神农本草经疏》和《先醒斋医学广笔记》为其代表作,与李时珍同列传于《明史》。

缪希雍的学术思想对后世有很大影响。缪希雍认为伤寒是多种感染性疾病的统称,发于冬则为正伤寒,发于春夏则为温病、热病,属于"非时不正伤寒之谓"。不论伤寒、温病,其邪气入必从口鼻,这是他的创见,对明清时代瘟疫、温病学的发展,具有很大的影响;在治疗吐血方面,他提出了治疗吐血三要诀,即宜行血不宜止血,宜补肝不宜伐肝,宜降气不宜降火;对于脾胃病的论治,他慎用苦寒克伐之品,善用甘润清灵之法;对于治疗中风,他认为有真假内外之别,用药宜甘润清灵,此为清代叶桂治疗临床中风开了门径,也为张山雷治疗中风八法奠定了基础;对于治疗麻疹,他指出麻疹乃肺胃热邪所致,当治本以解邪热,其所著《痧疹续论》一文,至今在临床上还起着指导作用。

 **王肯堂**

王肯堂(1549—1631 年),字宇泰,号损庵,自号念西居士,明代著名医家。王肯堂出身官宦之家,父亲进士出身,官至刑部侍郎。王肯堂博览群书,因母亲生病开始学医。1589 年王肯堂中进士,同年选为翰林检讨。1592 年因上书直言被降职,遂称病辞归,重新精研医理。居家期间,他边疗民疾,边撰医书,曾成功地为一位眼窝边生毒瘤的病人行切除术,也曾"以惊驱惊"治愈一位富家子弟因科举得中

惊喜过度而得的精神病。他历十余年编成《证治准绳》(44 卷,220 万字),另著有《医镜》《医论》《郁冈斋笔尘》等,辑有《古今医统正脉全书》。

王肯堂是一位全面发展的著名医学家,他的《证治准绳》是集明代以前医学之大成的不朽巨著。其学术思想主要体现在对伤寒的贡献、对外科的贡献和对眼科的贡献等。

对伤寒的贡献。他不是伤寒大家,但他的《证治准绳》却对后世伤寒的研究产生了重要的影响。该书首列序例入门,辨证此为内伤、外伤;其次以伤寒总例居先,叙伤寒的四时传变,汗吐下法,阴阳表里;再下则分论太阳病、阳阴病等。是一部详尽的有关伤寒的专著。

对外科的贡献。他不是外科专家,但他在《证治准绳》中,对许多外科疾病的记载和认识,给人留下了深刻的印象。他在著作中对炭疽病的传染途径、全身症状和局部症状、体征、预后等都做了相当科学的论述,对麻风病、梅毒也进行了比较确切的论述。在外科手术和医疗技术方面,他记述了肿瘤切除术、甲状腺切除术、耳外伤的缝合术与再植术、骨伤整复疗法与手术等,并对这些手术的消毒方法、手术步骤和护理技术都进行了十分详细的描述。

对眼科的贡献。他不是眼科专家,但在正确描述眼科疾病方面,却有许多独到之处。他的《证治准绳》收载眼科病证近 200 种,他对角膜溃疡的认识极为准确,从发病到发展、转归、预后、痊愈,以及后遗症都有详细描述。更令人叹为观止的是,他对眼底出血的生动描述,为眼底疾病的诊断治疗做出了很大的贡献。现代中医眼科专家都认为《证治准绳》中有关眼科的内容具有重要的意义。

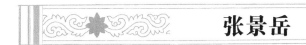 张景岳

张景岳(1563—1640 年),又名张介宾,字会卿,别号通一子,明代著名的医家。幼时他便从父学医,壮时从戎,数年戎马无所成就,解甲归隐,潜心于医道,声名大噪,被人们奉为张仲景、李杲再世。他早年推崇朱丹溪之学,后私淑温补学派薛己,力主温补,创制了许多著名的补肾方剂,为温补学派的代表人物。他以温补为主的思想体系在理论和实践上都对中医基础理论的进步和完善起到了巨大的推动作用。他进一步完善了气一元论,补充并发展了阳不足论,并形成了独具特色的水火

命门说,对后世养生思想的发展也产生了积极的影响。他中年以后著书立说,著作首推《类经》和《景岳全书》。

《景岳全书》内容丰富,包括理论、本草、成方、临床各科疾病,是一部全面的、系统的临床参考书。该书不但为脏象学说等增添了新的内容,而且对脉诊的发展也做出了贡献,其中的"十问歌",是论述问诊具体步骤方法和临床意义的佳作。《景岳全书·传忠禄》辑主要医学理论、医评、问诊和诊断、治疗原则等;《景岳全书·脉神章》录有历代脉学;《景岳全书·伤寒典》论述伤寒病的证治;《景岳全书·杂证谟》列诸内科杂证的病因病机、治法方药和部分医案;《景岳全书·妇人规》论述妇科疾患;《景岳全书·小儿则》述儿科诸病并治;《景岳全书·痘疹诠》《景岳全书·外科钤》各有论病及证治;《景岳全书·本草正》介绍药物约 300 种;《景岳全书·新方八阵》《景岳全书·古方八阵》借用药如用兵之义,以方药列八阵,为"补、和、攻、散、寒、热、固、因"。

张景岳用药,颇有特色:一是临证用药,精专简练。首先大力提倡药力专一,其次倡处方用药宜精,这一特点在新方八阵中体现得最为明显。二是善于活用古方。如六味地黄丸本为补肝滋肾养阴之通剂,张景岳以此为基础,举一反三,衍化出类方,即大补元煎、左归饮、右归饮、左归丸、右归丸等。三是擅长温补。张景岳十分重视人体正虚为病,大倡扶正补虚之理。张景岳用补,先以形体为主,注重温补精血;其次,张景岳用补的另一特色即是补必兼温。

"中年求复,再振元气"是张景岳关于中老年医学的一种独具特色的学术思想。他的预防早衰的思想是基于对人体生命过程的深入了解,基于对人的中年时期具有的重要性的正确认识。他强调中年后加强调养,对避免早衰、预防老年病等,无疑具有极大的意义。

张景岳善辨八纲,探病求源,擅长温补,治疗虚损颇为独到,并在其医学著述和医疗实践中得到充分反映。他反对苦寒滋阴,很好地纠正了寒凉时弊。他的阴阳学说、命门学说对丰富和发展中医基础理论有着积极的作用。

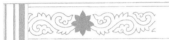

赵献可

赵献可(约1573—1644年),字养葵,自号医巫闾子,明末著名医家。赵献可好学博览,除医之外,对儒、道、释均有涉猎,在哲学思想上受《易经》影响较大,在医学上又遵从李杲、薛己,属于温补学派。他一生研医学,重视肾水命火,对命门学说犹有贡献,提出命门为人一身之主,命门的水火即人的阴阳,强调了命门在人体生命活动过程中的重要作用,使中医学术理论又有了新的发展。赵献可医德高尚,往来民间,治病不问高低贵贱,不计报酬。

赵献可创立命门理论,并将其广泛应用于临证。如痰证、血证、喘证、消渴等多种病证,不仅从一般辨证规律进行施治,而且均注意从肾命水火亏虚方面进行分析,广泛使用六味地黄丸、八味地黄丸,为治疗以上疾病提供了有益经验。对于郁证的治疗,他也有独到的经验,他认为凡郁皆肝病,使肝胆之气舒展,则诸郁自解,逍遥散是其治疗木郁的主剂,并常结合左金丸和六味地黄丸同用。赵献可的著作有《医贯》,系医论著作,充分反映其学术思想,对后世影响很大。此外,他还著有《邯郸遗稿》,又名《胎产遗论》,为妇科专著,另著有《内经钞》《素问钞》《经络考》《正脉论》等书(皆已失传)。

《医贯》为赵献可的代表作,全书共6卷,卷1为"玄元肤论",论《黄帝内经》十二官、阴阳、五行;卷2为"主客辨疑",论中风、伤寒、温病、郁证;卷3为"绛雪丹书",专论血证;卷4、卷5为"先天要论",以六味地黄丸、八味地黄丸为主方,治疗真阴、真阳不足诸病;卷6为"后天要论"。该书以丰富的临床经验为基础,围绕"命门"这个中心,紧密结合病证说理,深入浅出。其命门学说,以及善用六味地黄丸、八味地黄丸等方治疗诸病的经验,对发掘古方深义,提高临床疗效均有重要的意义,对后世产生了重大影响。《医贯》是现代探索"命门"学说的必读书,也是临床诊治的参考书。

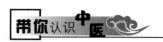

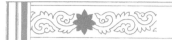 吴有性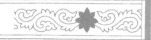

　　吴有性（1582—1652年），字又可，号澹斋，明末清初传染病学家。1642年，全国瘟疫横行，吴有性亲历疫情，推究病源，潜心研究，依据治疗经验所得，撰写了《温疫论》一书。他在书中提出瘟疫是由一种不可见的异气所导致，由口鼻而入，这与现代的病菌学说、病毒学说接近。该书开启了中医探讨传染病学研究的先河，启发了清代的温病学派，在传染病学史上是一个伟大的创举。

　　除瘟疫以外，吴有性认为有很多病，如疔疮、发背、痈疽、痘疹等，都是杂气感染所致，这种认识突破了"诸痛痒疮皆属于心"的传统观念，较西方医学的感染病因学认识要早200多年。他还指出疠气是多种多样的，有特适性的，有偏中性的。在当时医疗条件下，有如此科学的见解，实属难能可贵。

　　《温疫论》详论瘟疫的病因、初起、传变及治法等内容，是在《伤寒论》成书后医学史上又一部具有重大意义的有关外感病的论著。它第一次认识到瘟疫由疠气致病、疠气具有传染性，开温病学说之先河，后世许多温病论著皆受此书的影响和启发。乾隆年间，复有洪天锡补注本，书名《补注温疫论》。后又有郑重光补注本，名为《温疫论补注》，1955年由人民卫生出版社影印出版。

 喻嘉言

　　喻嘉言（1585—1664年），原名喻昌，字嘉言，晚号西昌老人，明末清初著名医家。近50岁开始弃儒从医，之后医名卓著，冠绝一时，与张璐、吴谦齐名，号称清初三大名医。晚年主要精于著书立说和教授徒弟，撰写了《寓意草》《尚论篇》《医门法律》等三部医书。《寓意草》是一部个人自订医案，该书还记载了我国人工种痘以防治天花的病例。《尚论篇》又名《尚论张仲景伤寒论》，成为研究《伤寒论》的一本重要书籍。《医门法律》是一部综合性的医书，以法和律的形式确立行医时的规范。这三部书集中体现了喻嘉言的学术思想，也确立了他在中国医学史上的地位。

在学术领域,喻嘉言敢于修订古典著作中的不足,如提出秋气应燥而非《黄帝内经》中的"秋伤于湿",并自拟清燥救肺汤以疗燥证,这一见解为后世所赞同,其汤方至今仍为常用方剂。他认为《伤寒论》经王叔和、成无己等人修整后,有错简及失误,故而重新为之厘定。他提出《伤寒论》全书应以太阳经为纲,而该经又应以风防卫、寒伤营、风寒两伤营卫为纲的"三纲鼎立"说。此说虽影响不大,但它开创了《伤寒论》研究的争鸣局面,对清代温病学派的形成,也有一定的影响。他还建议临证时要"先议病,后用药",并制订了详细的"议病式"。该"议病式"至今仍是中医常用的病历标准格式。他还借用佛学中的戒律设置,提出临证时每一种病证的"法"(治法)和"律"(禁忌),著成《医门法律》等书。他提出的诊疗方法如"逆流挽舟法"治疗痢疾等,至今仍有影响。

《医门法律》全书共6卷,卷1阐发四诊、《黄帝内经》及《伤寒论》的论治法则,后列先哲格言;卷2至卷4分述寒中、中风等外感之病;卷5至卷6述痢疾、痰饮、咳嗽、关格、消渴、虚劳、水肿、黄疸、肺痈、肺痿等内科常见病证。每门之下先引经据典,参以己见,论述各病证的病因病机及证治,再出律条以告诫医者治疗该病时应注意的关键问题,最后附治疗诸方。全书共涉方434首,其内容丰富,见解独到,流传甚广。

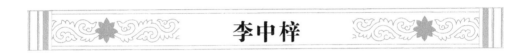

李中梓

李中梓(1588—1655年),字士材,号念莪,又号尽凡居士,明末清初著名医家。他出身官宦之家,早年曾应科举,后弃仕学医。他悉心钻研医学著作,深得其中精要,对中草药的药性也很有研究,并用于临床实践,在实践中创立了自己的医学理论,成为一代名医。著有《内经知要》《药性解》《医宗必读》《伤寒括要》《本草通玄》《病机沙篆》《诊家正眼》《删补颐生微论》《李中梓医案》等,其中《诊家正眼》《本草通玄》《病机沙篆》合刊,以丛书《士材三书》的形式问世。

李中梓治学,博采众长而不偏执一家。他十分重视阴阳水火的相互关系,提出"气血俱要,而补气在补血之先""阴阳并需,而养阳在滋阴之上"的观点。正因为他重视"先后二天",临床多从脾、肾入手,重视脾、肾的调理。他治疗内伤杂病,诸如补中益气汤、四君子汤、附子理中汤、六味地黄丸、金匮肾气丸等均为常用之剂。

李中梓一生对中医理论研究十分重视，其论述医理，颇能深入浅出，所著诸书多通俗易懂，因而在中医界广为传诵。李中梓认为，治病求本是要掌握生命之本，而生命之本就是先天与后天两个方面，先天之本在肾，后天之本在脾。

在诊断方面，李中梓认为脉法需强调胃、神、根，诊脉需重视脉中胃气与肾气之盛衰。在治疗方面，李中梓接受李杲、赵献可、薛己诸家之说，从脾、肾入手，脾、肾并重，在虚损病证的治疗中，求得其本，集前人诸家理论与经验之大成。

他注重实践，绝不墨守成规，在实践中总结经验，对各种疑难杂症很有研究，时人称之为"神医"。浙江一带有一名医，年已八十，患脾泄，泄病宜补，岂知愈补愈重，求教于李中梓，李中梓问明病源，反其常规，给泄利药物，药到病除。当时有人得了怪病，在盛暑的夏天，虽身盖厚被，还不断喊冷。李中梓视其病情，诊为"伏热病"，用药后，病人大汗淋漓，恢复正常。

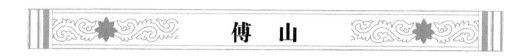

傅 山

傅山（1607—1684年），初名鼎臣，字青竹，后改字青主，号公他，又号朱衣道人，明末清初思想家、书法家、医家。傅山出身官宦书香之家，于学无所不通，经史之外，兼通先秦诸子，又擅长书画、医学，与顾炎武、黄宗羲、王夫之、李颙、颜元一起被梁启超称为"清初六大师"。明末清初，连年战乱，疫病流行，于是他弃文从医。他精通医经脉理，擅长妇科，医名远扬四方。在医学上，他有很大的成就，著有《傅青主女科》《傅青主男科》《傅氏幼科》《青囊秘诀》等。

在傅山的著作中，尤以《傅青主女科》最为知名。《傅青主女科》是一部颇有建树的妇科专著，该书内容包括"女科"和"产后编"两部分。"女科"分为上、下两卷，上卷载带下、血崩、鬼胎、调经、种子5门，计38条、39症、41方；下卷则包括妊娠、小产、难产、正产、产后诸症5门，共39条、41症、42方。每一病分为几个类型，每一类型先有理论，后列方药，而书中的方剂，也大多由他自己创制。"产后编"也分上、下卷，上卷包括产后总论、产前产后方症宜忌及产后诸症治法，列为17症；下卷继之而分列26症，并附补篇1章。全书重视肝、脾、肾三脏病机，善用气血培补、脾胃调理之法，理法方药严谨而实用，故颇受妇科医家推崇。

张志聪

张志聪(1610—1674 年),字隐庵,清代著名医家。张志聪幼年丧父,于是弃儒从医,师从当时的伤寒大家张卿子。他博览群书,对《黄帝内经》《伤寒论》等研究颇深,精医道,通针灸。在《伤寒论》的研究方面,张志聪继承张卿子的观点,主张维护旧论,并对六经实质提出"六经气化说",提倡用气化学说诠释、研究六经及六经病证。这对后世医家的影响很大。张志聪在杭州胥山建侣山堂,招同道、弟子数十人,讲论医学,探究医理,为中医学民间教育的授徒形式奠定基础。

张志聪一生著作颇丰,著有《黄帝内经素问集注》《黄帝内经灵枢集注》《伤寒论宗印》《金匮要略注》《侣山堂类辨》《本草崇原》《伤寒论纲目》等。《黄帝内经素问集注》一书也是张志聪和他的门徒集体智慧的结晶,该书仿宋代、明代理学家注释经书的做法,按《素问》原文逐句注释,对研究《素问》有较大的参考价值,是《素问》注述中较好之作。

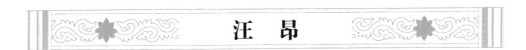

汪 昂

汪昂(1615—1694 年),字䚡庵,初名恒,清代著名医家。汪昂自幼苦读经书,曾中秀才,欲走仕途,但屡试不得。他遂弃儒学医,笃志方书,并以毕生的精力从事医学理论研究和著书立说,编著有《医方集解》《本草备要》《黄帝内经素问灵枢类纂约注》《汤头歌诀》《经络歌诀》等大量医学科普书籍。这些著作与前人的著作相比,皆另为体裁,启后人便易之门。汪昂是我国明末清初著名医学科普启蒙的代表人物,一代新安医学名家。

汪昂诊病,很注重临床,一则注重脉证,二则注重药性。汪昂认为医学之要,莫先于切脉,脉候不真,则虚实莫辨,攻补妄施,鲜不夭人寿命者。其次则应明药性,他认为用药如用兵,如病在某经当用某药。在长年的行医过程中,汪昂发现医书甚多,但为医书注释的却很少,给初学者带来很多困难。于是,汪昂便收集医书,集中精力研究,编成《医方集解》。他认为李时珍的《本草纲目》虽然完善,但是过于复杂,于是特意收集诸家本草,取适用者,将"繁"变"简",汇成小本,取名为《本草备要》。

《医方集解》全书 6 卷,分 21 门,共收入正方 370 余方,附方 490 余方。该书博采古书,又结合了他自己长期的临床实践,先解释患病的原因,接着说明用药之意,以及适宜与禁忌。《医方集解》刊行之后,迅速流行全国,1935 年被曹炳章先生编入《中国医学大成》,1959—1979 年在上海科技出版社刊印发行,列为全国中医高校参考教材,1999 年中国中医药出版社将汪昂的医学书编入《明清名医全书大成》系列丛书。

《本草备要》全书 4 卷,约 1683 年编成,后经吴谦审定,1694 年在国内广为刊行,1729 年流传日本,并在日本刊印发行。该书选药精当,重点药效突出,使用方法翔实,不仅是药物学专著,也是学习中医辨证论治、立法处方的好医书。该书的翻印次数超过百余次,在当代临床类实用本草中影响最为深远。该书记载了汪昂个人的独特见解多达 100 余处,如用车前子治愈宋代翰林学士欧阳修的暴泻等医案,并在中医书籍中较先提出了人脑的功用,故而深受医界喜爱,成为中医药人员必备的学习书籍之一。

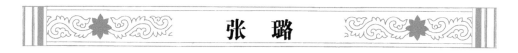

张　璐

张璐(1617—1699 年),字路玉,晚号石顽老人,清代著名医家。张璐天资颖悟,曾隐居洞庭山潜心研究医术,从医 60 余年,临床经验极其丰富,是清初三大家之一,堪称一代宗师。张璐著有《张氏医通》《伤寒缵论》《伤寒绪论》《本经逢原》《诊宗三昧》等。

《张氏医通》为综合性医书,全书共 16 卷,广辑历代医学理论、治法,并载验案,对内科杂病颇多阐发,后附《祖方》,记述了张璐论治疾病的丰富经验及其医学理论上的造诣。该书卷帙浩繁,叙述条理清晰,为医家案头必备工具书。

张璐是中医史上屈指可数的临床医学家,论治外感热病,首重虚实辨证,力辟伤寒以攻邪为务的偏见,纠正当时医学界之弊端。张璐遵张仲景之经旨,明确提出论治伤寒必须首明"阴、阳、传、中"(三阴、三阳、传经、直中);论治血证,从气血的最根本处着眼,认为血之与气,异名同类,都为水谷精微所化,虽然"气主煦之,血主濡之",并有阴阳、营卫、清浊之分,但营卫气血,相随上下,通行经络,荣周于身,是阴中有阳,阳中有阴,密切联系,可分但不能彻底分割。

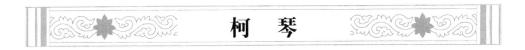

柯　琴

柯琴(1662—1735年),字韵伯,号似峰,清代著名伤寒学家。柯琴能诗善文,不涉仕途,立志于医学,对《黄帝内经》和《伤寒论》都有深刻研究。柯琴著有《伤寒论注》《伤寒论翼》和《伤寒附翼》,合称《伤寒来苏集》,为伤寒学派的重要著作,另有《内经合璧》一书,现已佚。

柯琴认为"胸中有万卷书,笔底无半点尘者,始可著书;胸中无半点尘,目中无半点尘者,才许作古书注疏"。《伤寒论》成书未久,便因战火散佚,经王叔和编次,方流传于后,但是王叔和的编次,已失其原意。其后又经宋臣校正,与张仲景原貌更远矣。又有方有执、喻嘉言等各以己意定伤寒,更背张仲景之旨。

对明清时期伤寒学派各家,他既不同意维护旧论,也反对"错简重订"和"三纲鼎立"之说。关于六经本质,他认为并非经络,而是人体六大病位。他在六经各篇里先列出各大证类,再在每一大证类下汇列有关方证,以及变证、坏证、疑似证等。他以方名证、因方类证的做法较为贴切临床实用,对后世研究《伤寒论》颇有影响。

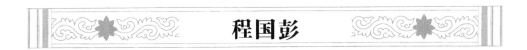

程国彭

程国彭(1662—1735年),字钟龄,号恒阳子,清代著名医家。程国彭从开始学医起,就广泛涉猎《黄帝内经》《难经》《伤寒论》等医学典籍,又旁及诸家,反对门户之见。程国彭由于研习全面,因此对各科都有独见,尤其是在伤寒诸证辨析、杂病论治、外科等方面更有卓见。其所著的《医学心悟》总结了其行医几十年的心得,通俗易懂又实用,在近代中医药界颇为知名,其中《医学心悟·医中百误歌》,告诫人们不要讳疾忌医,指出要重在养护预防。他提出的"医门八法",对后世影响也很大。

论汗法，他认为百病起于风寒，风寒必先客表，汗得其法，何病不除。谈到如何运用汗法，他要求医家辨明当汗不汗、不当汗而汗、当汗不可汗而妄汗、知发不知敛，以及当汗不可汗而不可以不汗，汗之不得其道等几种误治的情况，根据病证，恰当地使用汗法。

论和法，他认为和法适应于伤寒半表半里证，但此证变化无穷，临证施治，须仔细分辨。对于当和不和，不当和而和，当和而和而不知寒热之多寡，以及禀质之虚实、脏腑之燥湿、邪气之兼并等，他提醒要严加防止误治等情况。

论下法，他认为"下去其邪而正气自复"。对"每视下药为畏途"的医家提出批评。他又指出了当时一些医生误治的情况，如：当下不下；不当下而下；当下不可下而妄下；当下而下之不知深浅；当下不可下而又不可以不下，下之不得其法；等等，都加以详析细论，指出救治之法。

论消法，他认为此法较其他法而言是特别难的，故医家必须"详稽博考"，重视消法，以运用得当。为此，他指出了当消不消，不当消而消，当消而消之不得其法，消之而不明部分等误治的情况，供医家研究探索。

论吐法，他认为医者将此法置之而不用，对此深表感叹。他呼吁医界要重视此法。为了熟练掌握此法，他指出了几种误治情况，如当吐不吐、不当吐而吐、当吐不可吐而妄吐等，供世医家借鉴。

论清法，他认为火热证有内伤、外感之别，治疗也有所不同，必须提请医家注意。他又针对当清不清，不当清而清，当清而清之不分内伤、外感，当清而清之不量其人、不量其证等几种误治情况加以论证分析，提出就正之法，让后世医家走出迷津。

论温法，他认为"群尚温补，痛戒寒凉"是片面之见。他对当温不温，不当温而温，当温而温之不得其法，当温而温之不量其人、不量其证与其时的几种错误做法予以论证分析，指出正确之途。

论补法，除药补外，他又提出食补等，强调节饮食、惜精神。此类强身健体的补益之法，符合传统医学观点，对后世颇有影响，今天仍受重视。同时，他也针对当补不补，不当补而补，补而不分气血、不辨寒热、不识开合、不知缓急的错误做法，阐发了他的正确之法。这些均符合辨证施治的原则，具有临床指导意义。

另外，他对内科诸多杂证的论治，也都有独到的见解，值得研究总结。例如类中风，他指出真中之证，必连经络，多见于㖞斜偏废，与类中风之致病者不同。他所说的类中风包括病证很多，对这些类中风的病证与治疗，都一一做了论述，供后世医家临床参考。

关于咳嗽的论治,程国彭的见解更值得重视。他擅于用止嗽散加减治疗各种咳嗽,对外感、内伤等不同病状的咳嗽详加分辨,并一一指出病因。这既有临床实用价值,又有学术研究价值。

程国彭对医学精益求精,其重视医德的态度也是至今所倡导的。他强调,作为高明的医生,必须博采众长,医者"性命攸关,其操术不可不工,其处心不可不慈,其读书明理,不至于豁然大悟不止也"。因此,他以"心悟"作书名,要求门人"读是书,而更加博览群言,沉思力索,以造诣于精微之域,则心如明镜,笔发春花,于以拯救苍生,而药无虚发"。

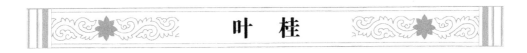

叶　桂

叶桂(1666—1745年),字天士,号香岩,清代著名医家。叶桂出生于医学世家,祖父叶时和父亲叶朝采都是当地的名医。叶桂幼时便随父亲学医,后又随父亲的一位朱姓门人继续学习,他勤奋好学,聪颖过人,没几年就超过了教他的朱先生。他是中医学史上温病学派的创始人,其声望地位不在"金元四大家"之下。叶桂对杂病、内科、妇科等都有独到的见解和治法,尤其擅长治疗麻疹、天花、时疫等,在温病学上的成就尤其突出。他也是我国最早发现猩红热的人。他的著作《温热论》,为温病学的奠基之作,至今仍被临床医家推崇。清代名医章虚谷高度评价《温热论》,说它不仅是后学者的指南,而且弥补了《伤寒论》的不足。

叶桂酷爱医学,性格谦逊,凡是听说有比自己高明的医生,都会不远千里,前往求教。曾有一位病人,命在旦夕,叶桂认为无法救治了,可一年后,却又见到了这位病人,原来是一位老和尚把这病人的病治好了。第二天,叶桂便赶往寺庙向老和尚求教。从那之后,他隐姓埋名,从学徒做起,业余时间也精研学问。过了几年,老和尚说他已经学到了本事,可以下山了,以他现在的医术,完全可以独立行医,甚至行医水平已经超过了名医叶桂。他闻得此言,连忙伏地叩首,告诉老和尚自己就是叶桂,老和尚感动不已。就这样,叶桂先后拜了10多位老师,终成医界骄子,而他的谦恭诚恳,也成了后世习医者学习效仿的典范。

《温热论·外感温热篇》首先提出"温邪上受,首先犯肺,逆传心包"的论点,概

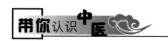

括了温病的发展和传变的途径,成为认识外感温病的总纲,为我国温病学说的发展提供了理论和辨证的基础,是温病学派的开山之作。虽然该文章不长,但言简意赅,对于临床常见的温热病的病状及其传变规律做了精辟的分析和总结,因此成为中医学临床诊断热性疾病的重要依据。除了在温热病状分析方面做出的重要总结之外,叶桂在中医学辨证方法方面也做出了贡献,他将使用了千余年的以"六经辨证"为主的外感病诊断方法,进一步发展为以"卫、气、营、血"四个层次为主体,由表及里的辨证方法。这既是成功的创新,又是对"六经辨证"的高水平的应用和发展,标志着中医学在辨证水平上的又一次提高。自此,也将伤寒与温病两大学说从辨证方法上区分开来。

另外,叶桂指出"温邪上受,首先犯肺,逆传心包"。如此短短几字就概括了温病的特征性发展规律,一些医家认为,这也是对现代医学常见的由肺炎导致心肌炎从中医学理论角度最贴切的诠释。再者,《温热论》还提到了"吾吴湿邪害人最广"的观点,这也是温病学的重要特征。温病学派产生于江南一带,与北方的伤寒派的差异很大,这应该与地域和气候有很大的关系,以至于现在中医界的伤寒派与温病学派也存在着南北的差异。

叶桂的《温热论》是学习温病学说的必读书。之后,温病学派出现了很多著名的医家和论著,但是都未脱离他所创建的理论体系。

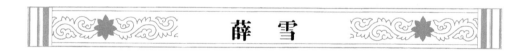

薛 雪

薛雪(1681—1770年),字生白,号一瓢,又号槐云道人、磨剑道人、牧牛老朽,清代著名医家。薛雪早年从儒,擅长书画,诗文俱佳,后因母亲患湿热之病,乃致力于医学,技艺日精,以擅长治疗湿热病而闻名,与叶桂、吴瑭、王士雄称为"温病四大家"。他所著《湿热论》为传世之作,该书对湿热之辨证论治有进一步发展,丰富并充实了温热病学的内容,对温热病的发展有相当大的贡献。他曾选辑《黄帝内经》原文,成《医经原旨》。

湿热病是外感热病中的一大类型,是由于既受湿邪,又受暑热之邪,则成湿温;也有由于湿邪久留伏而化热,成为湿热之邪交织,而为湿温者。这种病的发生与季节有很密切的关系,在夏末初秋之际,溽暑之时,既热且湿,湿中生热,而人处于这样的环境之中,身体虚弱者往往容易成病,终成湿温。湿温为病,既有湿邪,又有热邪。湿性黏滞,热性炎炽,二者相合,邪热由于湿邪的黏滞而难以消除,湿邪则由热邪的一张一弛而弥漫上下,致使病情十分严重。正如薛雪总结说:"夫热为天之气,湿为地之气。热得湿而愈炽,湿得热而愈横。湿热两分,其病轻而缓;湿热两合,其病重而速。"

《湿热论》辨析湿热病的原因及其各种临床表现、变化、特点及诊治法则,提出了湿热病发病之内外因学说,阐明了湿热病发生发展的规律,概述了湿热病邪"蒙上、流下、上闭、下壅"以及闭阻三焦的特点,并提出了治疗原则;创造了湿热病瘥后调理的辨治方法,使湿热病的辨治体系更完善;在诊断上,重视舌诊;在治疗上,用药注意清热不碍湿,祛湿不助热,扶正不碍祛邪,祛邪当注意扶正等方面。治疗不拘泥于固定成方,体现了湿热病治疗的特点,成为后世治疗湿热病的规律,影响极其深远。

《湿热论》有重要的学术价值。首先,薛雪指出了湿热病邪与其他外感病的区别;其次,薛雪对于湿热病的辨证治疗有独特的见解,他根据病邪属表属里、湿重热重、在上在下以及寒化热化等方面的因素,将湿热病归纳为湿热本证、湿热表证、湿邪偏重于里、湿热并重于里、热邪偏盛于里、湿热充斥三焦、湿热阴伤及湿热阳虚等证型,从病机到病证、治法到方药做分析,使复杂的难以着手的湿热病的诊治有了治疗方法。《湿热论》与《温热论》堪称温病学说之姐妹篇。温病学自吴有性的《温疫论》开创了温病理论之先河,继之叶桂的《温热论》和薛雪的《湿热论》的问世,由此形成的吴门医派,使中医治疗感染性疾病在方法学上取得了重大突破,并在多年内一直居于国内领先的地位。

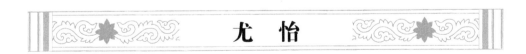

尤　怡

尤怡(约 1679—1749 年),字在泾,又作在京,号拙吾,晚年自号饲鹤山人,清代医家。尤怡少时家贫,曾在寺院卖字为生。他聪明好学,能诗善文,性格沉静,淡于名利,师从名医马俶。尤怡晚年诊治技术益精,为人治病,多见奇效,并学习勤奋,博览群书,对张仲景著作钻研尤深,所撰《金匮要略心典》《伤寒贯珠集》等,是研究张仲景学说甚有影响的著作。

尤怡注解的《伤寒论》，分析证明十分清晰，特别能够破解疑惑，故叫《伤寒贯珠集》；著写的精华文章，能作为《金匮要略》的辅助读物；撰写的行医学习读书笔记，如《金匮翼》《医学读书记》《静香楼医案》等，则整理了各位大家的论著，均行于世。

《伤寒贯珠集》全书共 8 卷，以伤寒治则为纲，按类分列原文。卷 1、卷 2 论太阳证，治法分正治、权变、斡旋、救逆、类病法；卷 3、卷 4 论阳明证，分正治法、明辨法、杂治法；卷 5 论少阳证，分正治法、权变法、刺法；卷 6 论太阴诸法，包括脏病、经病等；卷 7 论少阴诸法，包括清法、下法、温法等；卷 8 论厥阴诸法，包括清法、温法等，以及病禁、简误、瘥后等。该书对学习《伤寒论》及其临床辨证应用很有参考价值。

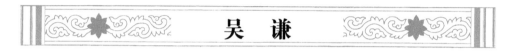

吴 谦

吴谦，字六吉，由于缺乏翔实的历史资料，所以生卒年不详，只知为清代著名医家。吴谦曾任太医院院判。1739 年，乾隆皇帝下谕，令太医院编纂医书，任命御医吴谦、刘裕铎担任总修官。1742 年，医书纂修完成，乾隆皇帝赐名为《医宗金鉴》。《医宗金鉴》是我国综合性中医书中比较完善且简要的，它从医学文献校订整理的角度，体现了宫廷中医学的学术水准和成就。自 1749 年起，太医院将《医宗金鉴》定为医学生教科书。该书还广泛流传于民间，深受读者的欢迎。

吴谦作为总修官之一，为《医宗金鉴》的成书做出了重要的贡献。他认为医经典籍以及历代各家医书，存在着词意难明，传写错误，或博而不精，或杂而不一等问题，应予以改正注释，分辨诸家是非。吴谦崇尚张仲景学说，在撰著《医宗金鉴》时，他参考引用以前研究《伤寒论》《金匮要略》的 20 余位医家的著述，对这两部经典著作的原文逐条加以注释，汇集诸注家之阐发，撰成《订正仲景全书·伤寒论注》《订正仲景全书·金匮要略注》，列为《医宗金鉴》全书之首。

《医宗金鉴》全书 90 卷，15 个分册。其中伤寒 17 卷，金匮 8 卷，名医方论 8 卷，四诊 1 卷，运气 1 卷，伤寒心法 3 卷，杂病心法 5 卷，妇科心法 6 卷，幼科心法 6 卷，痘疹心法 4 卷，种痘心法 1 卷，外科心法 16 卷，眼科心法 2 卷，针灸心法 8 卷，正骨心法 4 卷。该书的特点是图、说、方、论俱全，以歌诀助诵，并有着明显的时代性。

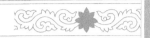

徐大椿

徐大椿(1693—1771年),原名大业,字灵胎,号洄溪老人,清代著名医家。因家人多病,多方医治无效,从而学医。徐大椿认为读书要从源到流,首先熟读《黄帝内经》《神农本草经》《伤寒论》等古医典籍,继而博览《备急千金要方》《外台秘要》等书,以广见识,然后多行临证,把理论知识与临床实践结合起来,才不会存有偏见。徐大椿不仅在临床实践中印证书本的知识,而且结合实际,把前人的经验加以整理提高,写出了多部很有价值的医学著作。其中《难经经释》《医学源流论》《神农本草经百种录》《医贯砭》《兰台轨范》《伤寒类方》等,均被后学者奉为金科玉律,且《兰台轨范》《神农本草经百种录》尤为学医者所喜爱。

徐大椿很强调"学古",但并非"食古不化",相反,还有"疑古"精神,敢于批语前人的得失。他读《难经》,就将其原文与《黄帝内经》对照,经过校勘,发现了许多新义,并指出了不少错误。当时医界中,盛行温补派的治法,用药不考虑病人的体质,仅执一二温补之方,通治万人不同之病,结果药证相逆,杀人无数。面对这种情况,徐大椿郑重地指出:医家要实事求是地诊断病情,用药必须慎重,不可不分青红皂白,一味地温补。

徐大椿在《医贯砭》中,言语有些过激地批评了医学家赵献可专以六味地黄丸、八味地黄丸为治,尽废古人经方的做法。他又在一篇文章里告诫人们,绝对不可以人参为起死回生之药而必服。

钱 潢

钱潢,字天来,清代医家。钱潢中年时曾患伤寒,得治而愈,遂立志习医,尊崇《黄帝内经》《伤寒论》,精研不辍,曾注《素问》若干篇,而尤尊张仲景伤寒之学。钱潢认为张仲景之方,后世无能逾越其矩度者,而王叔和、成无己等的编次及注释,皆添加了自己的看法而有失张仲景的原意,提倡研习张仲景之学应该溯源到《素问》

《灵枢》。于是,钱潢于 1708 年撰成《重编张仲景伤寒论证治发明溯源集》(简称《伤寒溯源集》),将《伤寒论》的条文重新予以编订,按法类证详加诠释,且多有创见,在《伤寒论》的各种注本中具有重要的影响。

《伤寒溯源集》共 10 卷,22 篇,是按法类证注释《伤寒论》的代表著作。该书在内容上删去《伤寒论》中《伤寒例》等篇,在编次上首先列《阴阳发病六经统论》一篇,将张仲景原文"病有发热恶寒者,发于阳也;无热恶寒者,发于阴也"列于六经之首,作为总纲。然后按照太阳、阳明、少阳、太阴、少阴、厥阴排列六经,每经皆按先正治法、后变法的顺序编排,以法类证统方,对各篇原文给予详细注释,释文遵从《灵枢》《素问》之旨,选取历代注家之精微。对于方药,每方均有方论、析义、辨误、论治,务使读者能明立法之意、用药之因,从中领悟张仲景理法制方之妙,体现了钱潢以法类证统方治疗伤寒的学术特点。书中列《动气臆说》《权量考见日知录》《大斗大两》《长沙无朱雀汤说切》等短篇,体现了钱潢严谨认真的治学态度。

 # 黄玉璐

黄玉璐(1705—1758 年),字元御,一字坤载,号研农,别号玉楸子,清代著名医家。黄玉璐出身于书香门第,素有才华,故而他的父亲希望他走上仕途。但不幸的是,他 30 岁患眼疾,为庸医所误,于是立志学医。他学医是从研读《伤寒论》入手的,然后再研读《金匮要略》《黄帝内经》《难经》等中医典籍,极其推崇黄帝、岐伯、扁鹊、张仲景,称此四人为"医门四圣"。他认为历代名医持论多有偏失,且"医门四圣"之书经过历代传注多有谬误,因此愿意以毕生精力,对"医门四圣"之书重加考订,以凭后世遵循。他继承和发展了博大精深的中医学理论,对后世医家影响深远,被誉为"黄药师"。

黄玉璐医术精湛,著书丰富,多被《钦定四库全书》收录,民间也有刊本。他的著作有《伤寒悬解》《金匮悬解》《四圣悬枢》《四圣心源》《长沙药解》《伤寒说意》《素灵微蕴》《玉楸药解》《素问悬解》《灵枢悬解》《难经悬解》。到目前为止,收录黄玉璐著作较全的书为中国中医药出版社出版的《黄元御著作十三种》。另外,他还著有《周易悬象》《道德经悬解》《玉楸子堂稿》。

《四圣心源》旨在弘扬"医门四圣"的伟业,阐发四人典籍的精髓。黄玉璐在该书中提出"枢轴运动"的观点,并详加阐释,崇尚气化,首重中气(脾胃),兼及四维(心、肺、肝、肾)。该书结构严谨,条理分明,文笔精炼,风格独特,读起来令人耳目一新,堪称黄玉璐诸书之精华。

黄玉璐不仅熟谙黄帝之学、老子之学,而且精通象、数、易,达到了"上知天文,下知地理,中和人事"的深度和广度,故此在医学上有很大的成就,是继张景岳之后,又一位集"易"与"医"于一体之大成者。他所著的《周易悬象》,是将《周易》经文重新编排,结合传统医理,并详加注解;《道德经悬解》是有感于《道德经》传写错讹,节次颠倒,阐释不清,从而对《道德经》重新校对、编排和注解。

纵观黄玉璐的著作,剖析其学术思想,对《黄帝内经》《难经》《伤寒论》《金匮要略》均有精辟的见解,被称为"尊经派"的代表人物,对后世医家影响深远,尤其是在江南一带,凡悬壶行医者,无人不知黄玉璐。

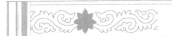# 沈金鳌

沈金鳌(1717—1776 年),字芊绿,号汲门,晚年自号尊生老人,清代医家。沈金鳌早年习儒,博通经史,精通诗文,颇具文才。中年时期,他潜心研究医学,遍读诸名家医著,于是以医闻名于世。他精通临证各科,后又勤于著述,先后撰成《脉象统类》《诸脉主病诗》《杂病源流犀烛》《伤寒论纲目》《妇科玉尺》《幼科释迷》《要药分剂》,合为《沈氏尊生书》。他认为"人之生至重,必知其重而有以尊之,庶不致草菅人命",故命其书为"尊生"。

《沈氏尊生书》共有 72 卷,内容广博,论述精辟,对医理、诊法,以及内科、儿科、妇科等的临床证治均有论述,在治疗上除方药外,对气功疗法也颇为重视。

《妇科玉尺》共 6 卷,分为求嗣、月经、胎前、小产、临产、产后、带下、崩漏及妇女杂病 9 门。沈金鳌撰写该书的目的在于为妇科诸病的诊治寻求规矩准绳,如玉尺量物,准确无误,并加以规范化,故书名《妇科玉尺》。该书的特点是取材广泛,体例完备严谨,内容详略得宜,论述平正可法,注重调和气血,不失偏颇。该书所收病种囊括妇科经、带、胎、产、嗣育、杂病等,足以为临证参考之用。书中的一些方剂,迄今仍为医家所沿用,如五子衍宗丸、乌鸡丸等。

沈金鳌研究伤寒的成果以《伤寒论纲目》为代表。该书以张仲景原文为纲,选取历代医家经典论述,附己见。全书分16卷,卷首为总论,分述六经主证、阴阳、表里、传变、愈解等。卷1至卷15为六经内容,沈金鳌未遵原文次序,以六经症状分篇归类加以论述,其特点是提出按症类证说,即以伤寒百余个主要症状为归类标准,将具有这些症状的条文方证汇列于下,并加以比较分析。《伤寒论纲目》充分阐明了伤寒主要症状的发生机理、表现特点及治法异同,是继成无己《伤寒明理论》后的又一部关于伤寒症状鉴别诊断的书籍。

 # 赵学敏

赵学敏(1719—1805年),字恕轩,号依吉,清代著名医家。赵学敏的父亲当时任永春司马,迁龙溪知县。出于济世救人的目的,赵学敏的父亲让其学医。赵学敏的家中有养素园,为试验、种药之地;有利济堂,为诊疗疾病之所。他终年吃住在园中,接受儒学教育和医学教育。为了创造良好的学习环境,他在养素园中还收藏了许多医书。他博览群书,对天文、历法、术数、医药等书籍多有涉猎。经过数10年的积累,他在很多方面都有所建树,其著作丰富。

1770年,赵学敏完成了一套丛书,取名为《利济十二种》。该套书共100卷,含12种医药书,包括药书、本草、养生、祝由、眼科、炼丹及民间走方医疗法等多方面的内容。丛书各册的名称为:《医林集腋》《养素园传信方》《祝由录验》《囊露集》《本草话》《串雅》《花药小名录》《升降秘要》《摄生闲览》《药性元解》《奇药备考》《本草纲目拾遗》,其中只有《串雅》和《本草纲目拾遗》流传下来,其余已经散失。

《串雅》是我国有关民间走方医比较全面的专著,全书共8卷,分为《串雅内编》4卷和《串雅外编》4卷,共1000多方和治法。1765年,赵学敏写成《本草纲目拾遗》10卷,全书按水、火、土、金、石、草、木、藤、花、果、谷、蔬、器用、禽、兽、鳞、介、虫分类,辑录《本草纲目》中未收载的药物共700多种,丰富了中药学的内容。

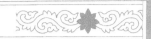

陈复正

　　陈复正(1736—1795年),字飞霞,清代著名医家。陈复正从小机灵、聪明,由于幼年多病,对医药有特殊的感情。他认真学习医学经典,对《黄帝内经》《神农本草经》推崇备至,对历代著名医家尤为尊敬。他曾以道士身份云游四方,悬壶济世,行医40多年,足迹遍布四方,医术日益精湛。当其他医生对病症束手无策时,他往往能够药到病除。他不仅医术精湛,而且医德高尚,遇到贫苦又患病的人,不收报酬,还赠药和物。

　　陈复正云游四方时,深深地觉得小孩子稚弱可爱,但小孩子的疾病却较难治。千百年来,全面系统地研究小儿病证治疗的医家并不多,且有很多说法都是以讹传讹,误人害人,尤其是滥用惊风。为了矫正时弊,他对小儿病证治疗的问题进行了专门研究,广泛搜集前人的儿科著作,结合自己的临床实践,以实用为标准,于1750年编写了一部儿科著作,名为《幼幼集成》。

　　《幼幼集成》全书共6卷,卷1论述儿科中关于指纹、脉法、保产、调护、变蒸等内容;卷2至卷4为儿科主要疾病及杂证、疮疡的辨证施治;卷5至卷6介绍了经过陈复正增删的歌赋170余首,附方130余首。该书除了收集前人儿科文献、民间医疗经验外,还结合陈复正多年的临证实践,以保留其精要、辨别其是非而成,故为"集成"。该书无论是在儿科理论上,还是在诊断治疗方面,都有独到的见解,特别是在惊风辟妄及痉病的治疗方面,独具卓见,既有补偏救弊之功,又有临床实用的参考价值。

　　对于指纹一说,最早见于许叔微的《普济本事方》,继之刘昉、滑寿、万密斋、王肯堂等都有所阐发,内容逐渐充实,但也出现了两种截然不同的看法:一种认为指纹诊病没有临床价值;另一种则认为以指纹诊病有一定的价值。对此,陈复正概括了望指纹辨别疾病轻重的方法,即"初起风关证未央,气关纹现急须防,乍临命位诚危急,射甲通关病势彰",还说明了观察指纹形色而辨别主病的方法,即"浮沉分表里,红紫辨寒热,淡滞定虚实",这些方法至今仍有参考价值。

　　对于小儿惊风,汉晋以前的医籍中无记载,到了北宋,儿科专家钱乙对此才有较为详细的论述。后世医家遇到小儿发热症状,无论外感还是内伤,统称为惊风。

陈复正反对此混乱的称法，主张不用惊风之名，应该依照病因症状，细分为误搐、类搐、非搐。他所说的误搐就是伤寒病痉，类搐就是杂病致搐，非搐就是竭绝脱证。他还对小儿惊风有更进一步的诠释，认为小儿惊风的病因主要有外感、杂病和脾虚，治疗关键在于辨证，分别施以解表、清热和温中，内服药与外治法相结合，不能滥用药物，从辨证到治疗都有行之有效的方法。对小儿惊风的研究，是陈复正对儿科最大的贡献。

 陈念祖

　　陈念祖（1753—1823 年），字修园，号慎修，清代著名医家。陈念祖自幼一边攻读儒经，一边学医，并拜名医蔡茗庄为师。1792 年中举，官至直隶省威县知县，在任期间曾自选有效方剂救治水灾后患疫病的百姓。1819 年以病告归，在草堂讲学，培养医学人才，弟子极多。在医学理论上，陈念祖特别推崇张仲景之说，是维护伤寒派的中坚人物之一，也是继张志聪、张锡驹之后最有影响的尊经崇古派。

　　在伤寒研究的争论中，他极力反对方有执、喻嘉言的"错简"说，认为王叔和重新编注的《伤寒论》已经把张仲景的学说完整地流传下来，不能随便改动和取舍。他在研究《伤寒论》《金匮要略》方面的代表著作有《伤寒论浅注》《金匮要略浅注》《伤寒医诀串解》。为了易于记忆和习诵，他还将《伤寒论》《金匮要略》两书中的方剂和治法编成《长沙方歌括》《伤寒真方歌括》与《金匮方歌括》。

　　在临床治疗上，陈念祖擅长用温补脾肾的方法治疗杂病，不喜用寒凉滋阴的药物。在医学教育方面，他特别强调启蒙教育的作用，并长期从事中医学的普及工作，将中医知识通俗化，为初学者开启学医之门。他的《南雅堂医书全集》，以《黄帝内经》《神农本草经》为基础，以《伤寒论》《金匮要略》为中心，内容包括了经典的基础理论、诊断、方剂、药物和各种病证的治疗，写法上深入浅出，又多从临证出发，切合实用，文字也浅显通俗，易于自学，自问世以来广为流传，对中医学的普及起到了很大的推动作用。《南雅堂医书全集》能获得很多人的喜爱，还有一个重要的原因，那就是陈念祖济世救人的诚心和著书立说的态度，堪为后学者的楷模。

吴　瑭

吴瑭(1758—1836年),字配珩,号鞠通,清代著名医家。年轻时其父亲因病去世,吴瑭心中悲愤,感到为人子而不懂得医学,便无法尽孝,于是立志学医。吴瑭对中医学的贡献,在于中医立法上的革新和理论上的完善,尤其是在温热病的治疗上。他通晓温病,擅长治疗急性发热性疾病,提出温病的三焦辨证学说,还把舌诊所得资料,作为三焦辨证的依据,使舌诊内容更为丰富,是温病学派的重要代表人物。他在内科杂病,妇科、儿科疾病的治疗上,以及针灸疗法、心理疗法等方面也颇有造诣,可以与张仲景比肩而立,故有“伤寒宗仲景,温病有鞠通”之说。他所著的《温病条辨》,是中医理论重要的里程碑,在国内有较大的影响;《医医病书》是对流医、俗医存在医术、医德问题的揭露;《吴鞠通医案》则是他行医的实践记录。

《温病条辨》为吴瑭多年温病学术研究和临床总结的力作。全书以三焦辨证为主,前后贯穿,释解温病全过程辨治,同时参以张仲景的六经辨证、刘完素的温热病机、叶桂的卫气营血辨证及吴有性的《温疫论》等,析理至微,病机甚明,治之有方。如该书中归纳温病清络、清营、育阴等治法,是对叶桂散存于医案中关于清热养阴诸法的总结、提高;分辨银翘散为辛凉平剂、桑菊饮为辛凉轻剂、白虎汤为辛凉重剂,使气分病变、遣方用药的层次更清晰;叶桂的验方,在吴瑭手中一经化裁,便成桑菊饮、清宫汤、连梅汤等诸名方。由此足以知道吴瑭著此书,不仅仅为纂集而撰,且用心为学术理论升华而作。

吴瑭认为温病有9种,吴有性所说的瘟疫是其中较具传染性的一种,除此之外,还有其他8种温病,可以从季节及疾病表现上加以区分。这是对温病较为完整的一种分类方法。《温病条辨》中提出的“三焦辨证”学说,是继叶桂发展张仲景的六经辨证,创立卫气营血辨证方法之后,在中医理论和辨证方法上的又一创举。三焦辨证法同时也完善了叶桂的卫气营血辨证的治疗法则。叶桂的《温热论》中没有收载足够的方剂,而吴瑭的另一重大贡献,就是为后人留下了许多优秀的实用方剂,如银翘散、桑菊饮、藿香正气散、清营汤、清宫汤、犀角地黄汤等,都是后世医家极为常用的方剂。

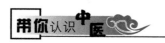

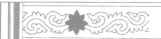

王清任

王清任（1768—1831年），又名全任，字勋臣，清代著名医家。王清任年轻时精研医学，30多岁时，到北京设立医馆"知一堂"，成为北京有名的医生。他治病不为前人所困，用药独到，治愈了不少疑难杂症。他认为人的脏腑结构对治疗非常重要，认为"治病不明脏腑，何异于盲子夜行"。他认为古医书中关于人体的记述有不少的错误，曾多次到埋藏疫病暴死者的乱葬岗和处死犯罪者的死刑场中观察人体内脏结构，并绘制成图，写成《医林改错》，修正了古代解剖学中的许多错误，极大地丰富了中医学宝库。此书曾被译成外文，对世界医学的发展也有一定的影响，因此西方医学界称王清任为中国近代解剖学家。

《医林改错》主要阐述了两方面的观点：一方面是"改错"，王清任认为，我国古代医书对人体脏腑的位置、大小和重量的描述并不确切，他曾在瘟疫流行的灾区观察未掩埋的尸体300多例，逐一进行了解剖和观察，绘制了大量的脏腑图，故书名为《医林改错》；另一方面是他对人体气血的一个特殊的认识，即认为瘀血是由于正气虚、推动无力造成的，故血瘀证皆属虚中夹实，故倡导"补气活血"和"逐瘀活血"两大法则。

王清任的贡献在于不仅发扬了气血理论，而且还创立了血府逐瘀汤等很多著名的方剂，疗效显著；创立和修改古方33个，总结出气虚症状60种，血瘀症状50种；创制的"补阳还五汤"是治疗冠心病、半身不遂的有效名方，某些方剂至今仍为临床所用。他的学术思想不仅对中医内科、外科、妇科、儿科等做出了贡献，而且对针灸临床也有着重要的指导意义。

邹 澍

邹澍（1790—1845年），字润安，号闰庵，清代著名医家。邹澍家贫但勤奋好学，不仅喜欢研习医学，而且熟知天文、地理，学识渊博。他的著作有《本经疏证》

《本经续疏》《本经序疏要》等。

《本经疏证》是对《神农本草经》剖析得较为深刻、透彻的专著，以《神农本草经》为经，以《名医别录》《新修本草》《本草图经》为纬，辅以《伤寒论》《金匮要略》《备急千金要方》，交互参证，采用笺疏之例、辨证之体，讨论药性及其在古方中的运用。邹澍论药，紧紧抓住药物所适应的病机，且不脱离论方与论病，在发掘药物的精蕴方面有独到的见解。

在他的著作中，我们能看到他运用娴熟的笔法、优美的文句，将深奥的中医学理论阐述得十分透彻、清楚。以他对菊花、羊肉、贝母的疏解，对呕吐、烦躁的训诂和对头面风的描述等为例，说明他不仅对医学经典研究有得，而且文学功底也相当深厚，文字形象生动，从而能"使药品之美毕彰，而《本经》之旨益著"。

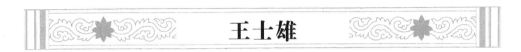

王士雄

王士雄（1808—1868 年），字孟英，号梦隐，清代著名医家。王士雄的父亲及祖父都是医生，幼年时父亲过世后，他就立志学习医学，特别擅长治疗温病。他的著作甚丰，代表作有《温热经纬》《随息居重订霍乱论》《随息居饮食谱》。

《温热经纬》是温病学派重要著作，集中记载了他对温热病的认识与经验；《随息居重订霍乱论》以当时流行之霍乱为背景，提出时疫霍乱与环境中三毒邪有关；《随息居饮食谱》是有关营养及食疗方面的书，对后世也颇有影响。

《温热经纬》全书共 5 卷，是以《黄帝内经》和张仲景的理论为经，以叶桂、薛雪等诸家之说为纬，结合自身实践诊病体会而成。卷 1 至卷 2 选辑《黄帝内经》《伤寒杂病论》中有关温热病的论述，并引录前人的注文以阐明一些温热病病原、证候辨证及治法；卷 3 至卷 4 采辑叶桂、陈平伯、薛雪、余师愚等研究温热病、湿热病、疫病的心得，将温热病的辨证按叶桂之法分为卫、气、营、血 4 个阶段，用以具体说明热性病的发展规律；卷 5 为温热病分论，共选 113 方。该书中明确提出"新感""伏邪"两大辨证纲领，充实并发展了温病的发病机理和辨证施治理论。

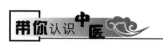

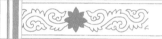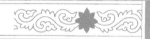

马培之

马培之(1820—1903 年),字文植,晚号退叟,清代著名医家,孟河医派代表人物之一,被誉为"江南第一圣手"。马培之本姓蒋,因其祖先学医于马氏,遂从马姓。其祖上自明代起即世代行医,马培之自幼随祖父学医,尽得祖父之学,后又博采众长,融会贯通。他为晚清著名学者俞樾治病后,声名大噪,又应诏入宫为御医,为慈禧太后诊病,慈禧太后称赞他"脉理精细",赐"务存精要"匾额,赐三品官,继而名震四方。马培之门生众多,得意门生有巢渭芳、丁甘仁、邓星伯、马伯藩、贺继衡等。

马培之在中医各科上都有高深的造诣和成就,尤以外科见长,在中医发展中有一定的影响和地位。马培之在学术上推崇全生派,主张外证需内外同治贯通,方能取效。他的外科著作有《马评外科证治全生集》《马培之外科医案》《医略存真》《外科传薪集》《外科集腋》等。《马培之外科医案》共收载医案 58 例,对每一病案不仅有详细记述,还有深刻的论述和分析,有的还有专论附于后。该书不仅反映了马培之颇深的学术造诣与丰富的临床经验,也是指导临床工作者重要的参考书。

孟河医派最有代表性的医学世家是费家、马家、巢家、丁家。费伯雄盛名于晚清,至其孙费绳甫,以善治危、大、奇、急诸证而闻名;马家以马培之呼声最高,以外科见长而以内科成名;巢家以巢崇山、巢渭芳为代表,精通内科、外科,外科手术尤为独到;丁家造诣最深的是丁甘仁,集内科、外科、喉科三科之长,后为上海一大名医,并首创中医专科学校。

唐宗海

唐宗海(1846—1897 年),字容川,晚清著名中医学家。唐宗海先攻儒学,光绪年间举进士,而其立志习医缘于其父多病。唐宗海于学术上颇有创见,一方面,他十分重视中医经典著作的学习,于血证深入探讨,颇有成就;另一方面,由于当时西方医学的传入,他试图以西医理论来解释中医学,进行中西医理论的汇通,虽然限于历史条件、科学水平,未有成就,但其革新、发展的思想是可贵的。

唐宗海一生最大的贡献,在于其对血证的研究和中西医汇通道路上所做的努力。他的重要著作《血证论》,弥补了此前血证理论和临床证治的空白。全书综合了各种血证的证治,包括血证总论和170余种血证,还选录了200余方,提倡止血、消瘀、宁血、补血四大治血证原则,尤其是强调用"去瘀生新"治疗血证的原则,对后人很有启发,是中医学史上有关血证的首创专著。

《血证论》全书共8卷,卷1为总论,分述阴阳水火气血、男女异同、脏腑病机、脉证生死、用药宜忌、本书补救论;卷2论述血上干证治,如吐、呕、咯、唾、咳血等血证多条;卷3为血外渗证治,如汗血、血箭、血痣等;卷4为血下泄证治,如便血、便脓、尿血等;卷5为血中瘀血论治,如瘀血、蓄血、血臌;卷6为失血兼见诸证,如痨瘵、咳嗽、发热等;卷7与卷8编列应用的方剂百余个,并附以方解。

唐宗海主张"好古而不迷信古人,博学而能取长舍短"。受当时日渐盛行的西方医学的影响,他倡导中西医汇通,是中西医汇通早期代表人物之一,中西医结合的开创者。作为一代名医和中国早期中西医结合的杰出代表,唐宗海也有关于中西医结合的著述,他以中国古代医学理论为基础,吸取西医解剖学、生理学的知识,撰成《中西汇通医经精义》,成为中国医学"中西汇通"先驱者。他游学广东时,其所著《本草问答》和《金匮要略浅注补正》相继问世。以上3本图书,加上《伤寒论浅注补正》《血证论》,辑成丛书《中西汇通医书五种》刊出,行销国内外,医名远播。

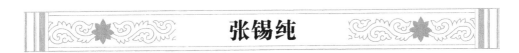

张锡纯

张锡纯(1860—1933年),字寿甫,近代著名中医学家,中西医汇通学派的代表人物之一。张锡纯家境不错,从祖辈开始习儒,其父为庠生,其家训教导子孙宜习儒兼习医。他天资颖悟,遵家训,诵读之余,游艺方书,后两赴秋试落榜,最终以医成名于世。张锡纯反对盲目崇古、固步自封,崇尚实验,毕生从事临床与研究著述,所著《医学衷中参西录》影响颇大。他重视药物研究,在临床上的主要贡献是在中西医汇通思想基础上充分发挥生石膏治疗热病的功效,创"升陷汤"治大气下陷,在治疗急证、防治霍乱等方面有所建树。

从临床实践上看,张锡纯用药有不少独到之处,注重实效,以实践验证用药是其用药的一大原则。从理论上看,他常将中医脏象学说与西医解剖学、生理学互证,力图汇通中西医,如认为《黄帝内经》所述厥证,即西医所谓脑充血。另外,张锡纯临证讲究详细记录病情,用药讲求实效,创制了许多新方,且多为后人所喜用,如镇肝熄风汤等。1916年,他在沈阳创办我国第一间中医医院——立达中医院;1930年,他在天津创办国医函授学校,培养了不少中医人才。

《医学衷中参西录》结合中西医理论和编者的医疗经验阐发医理,颇多独到见解,并创立了若干有效方剂。该书的修订本分为医方、药物、医论、医话和医案,删去某些重复和讹误之处,名曰"衷中参西",意在初步尝试沟通中西医学。该书是张锡纯毕生心血的结晶,堪称理论联系实际的典范,当时被《山西医学杂志》称为"医书中第一可法之书",被《绍兴医报》称为"医家必读之书"。当时各省立医校多以此书为教材,时至今日,仍是一本指导临床防病治病和科学研究不可多得的参考书。

 何廉臣

何廉臣(1861—1929年),字炳元,号印岩,晚号越中老朽,近代著名医家。何廉臣出身医学世家,曾任中国医学会副会长,绍兴医学会会长,神州医药总会外埠评议员,神州医药总会绍兴分会评议长等。1908年6月,何廉臣与绍兴医界同仁一起组建绍兴医药研究社,创办《绍兴医药学报》。该刊是我国近代最早的中医药期刊之一,何廉臣任副总编。何廉臣学识渊博,倡导整理医籍以保存国粹,主张通过整理文献来保存中医学精华,在继承的基础上发扬中医学。通过对中医、西医的比较,他主张以"崇实黜华"为原则,吸收新知。

何廉臣治学严谨,对《黄帝内经》《伤寒论》以及明清各家学说均有较深的造诣,并以擅长治疗热病著称。他主张以六经辨治热病,在外感热病的辨治方面,将六经与三焦联系起来作为热病知常达变的诀窍;在诊治温热病方面,立法处方,随证变通,处处显示其丰富的临床经验。同时,何廉臣又是绍派伤寒的继承人,他对寒温辨治两法的融合运用充分体现出他的治学风格,即重视在继承的基础上创新,进而推动热病学术的发展。

何廉臣不仅是一位著名的医学临床家和杰出的医学理论家,而且还是一位誉满杏林、德高望重的医事活动家。他一生勤于医学事业且医德高尚,其学术造诣之精深和为国为民的赤诚之心,得到了诸多名家的赞赏和钦佩。

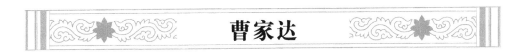

曹家达

曹家达(1866—1938 年),字颖甫,号鹏南,近代著名中医学家。曹家达曾举孝廉,遂学文又知医,一生行医,对《伤寒论》研究造诣颇深,推崇张仲景之学,以善用经方而闻名,被尊为近代经方大家。他临证数十年,经验丰富,疗效卓著,所谓的不治之症经过他医治后,病人大多痊愈。曹家达与丁甘仁为莫逆之交,丁甘仁创办上海中医专门学校,聘曹家达为上海中医专门学校的教务长。在教学方面,他将深奥的知识讲解得很透彻,所教授的课程深受学生的喜爱。

曹家达著有《伤寒发微》《金匮发微》,以及《经方实验录》(门人姜佐景辑录)等。《伤寒发微》是他对《伤寒论》探索 40 余年的心得,论述贴切临床,精湛得当;注释《伤寒论》时考据精详,凡无字之处,必反复探讨,而不出方治者,综而核对,提出方治,以启后者。《金匮发微》最大的特色是书中附录大量的个人治疗经验,能于诸家注释之外独树一帜。《经方实验录》分上、中、下 3 卷,共计 92 案,是曹家达长期临床效验的缩影和精华荟萃。

曹家达注重临床实践,常借临床验案阐发病症变化机理,并以此进一步验证张仲景经方的临床实用价值,对理论与临床的结合,起到了很好的示范作用。曹家达能书善画、工文章,尤其擅长画梅,毕生风骨寓于画意,傲气凌然。

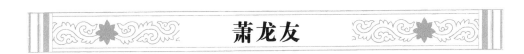

萧龙友

萧龙友(1870—1960 年),本名方骏,字龙友,别号息翁,后改为不息翁,近现代著名中医学家。萧龙友自幼天资聪颖,家训极严,童年时由于其母亲长年患病,便留心医药,经常翻阅古典医籍,并到药店求教医药常识,也正是在这一时期,他的古文水平不断提高,中医理论知识不断丰富。他年轻时在成都尊经书院求学期间,常以优异成绩名列前茅。1892 年,四川霍乱流行,很多医生因惧怕被传染,不敢医治,正在尊经书院求学的他挺身而出,同当地的医生一起沿街巡治,用中草药进行救治,使很多病人转危为安,被称为"万家生佛",从此声名鹊起。

1897 年,萧龙友离开四川赴京朝考,获丁酉科拔贡,官至知府。1914 年,由山东都督府奉调入京,任财政部机要秘书、实业债券局总办、国务院参事等职。萧龙友虽在官场,却从未间断研究医学,不仅精研中医学经典,而且浏览了当时翻译的很多西医著作,在工作之余经常给人看病行医。1928 年,萧龙友弃官行医,曾为袁世凯、孙中山、梁启超、蒋介石等诊治。他推崇《伤寒论》,擅长治疗虚劳杂病,论治主张四诊合参,强调医药并重。由于医道精妙,在北京,他的大名妇孺皆知,与施今墨、孔伯华、汪逢春一起被称为"京城四大名医"。

1930 年,萧龙友与孔伯华等创办北平国医学院,弘扬中医,培养中医人才。中华人民共和国成立后,萧龙友虽年过八旬,仍念念不忘发展中医事业。1954 年 9月,萧龙友在第一届全国人民代表大会上发言时提出设立中医学院、培养中医人才的提案。1956 年,国家采纳了他的提案,在北京、上海、广州、成都成立了四所中医学院。萧龙友大力倡导中西医结合,他在撰写的《整理中国医药学意见书》中说道"医药为救人而设,本无中西医之分"。萧龙友一生忙于诊务,空余时间著述,仅留《现代医案选》《整理中国医药学意见书》《息园医隐记》《天病论》等。

萧龙友的理论思想主要体现在以下方面:在中医基础理论方面,关于望、闻、问、切的辨证关系,他主张四诊合参;关于平脉与病脉,他常对学生说"必先知平脉而后知病脉";关于四诊,他说临证时应对病人的体格、性情、籍贯、职业、平常的生活习惯等加以考虑;关于脉象与卦象,以卦喻脉,曾谓"能识死脉,即为上工";对于医史的见解,他认为"治医学史,必先将历代典章学术,搜讨无遗,然后可以言史,否则医自医、学自学、史自史耳,何益之有哉";关于医德,他曾作医范十条,为后学之针砭,主张稽古御今,心正意诚,有道有术,重视伦理;对中西医汇参,他主张除去门户之见,取彼之长,补我之短;论读书,他主张以《伤寒论》为鉴;对于药学,他主张医与药不能分割,医生不但应识药,而且要能亲自采药。

在临床方面,萧龙友主张老少治法应有不同,对象不同就要采取不同的措施,但又要考虑同中有异、异中有同。他调理虚证时,多采用"育阴培本"的方法;他调理慢性病时,特别注意病人的"五志七情";他治疗痨病,除了着眼于肺、肾外,更重于脾。他的临证方案很丰富,按语用词犀利,读之使人成诵,理法方药无不悉备。

张山雷

　　张山雷(1873—1934年),名寿颐,近代著名中医学家。张山雷天资聪颖,自幼好学,后因母亲患病弃儒学医。先随当地老中医俞德琈、侯春林及吴门名医黄醴泉学习内科,后师从名医朱阆仙学习外科。数年后,学业大进,不少亲友邻居请他诊病,均能取得好的疗效,不久就声名大噪。1910年他移居上海,并在上海开设诊所行医,以其精湛的医术享誉上海,并加入上海神州医学会。1920年他应浙江兰溪中医专门学校的聘请,担任教务主任,编写教材,亲自执教,先后长达15年,受业学生达600多人,为中医人才的培养做出了很大的贡献。张山雷著有《难经汇注笺正》《脏腑药式补正》《中风斠诠》《疡科概要》《沈氏女科辑要笺正》《医事蒙求》《脉学正义》《本草正义》《小儿药证直诀笺正》《医论稿》等。

　　张山雷强调"融洽西中",但限于当时历史条件,仍十分注重中医学术理论与临床的重要性;认为《黄帝内经》《难经》《伤寒论》等是中医学的基础,应当认真掌握。他认为要提高临床治疗水平,还应重视医案的学习,只有多临床,理论联系实际,才能更好地掌握临床各科治病的实际能力,而医案中所载,都是前人治疗疾病的经验,反复揣摩,深入领悟,可加深对理论的认识。

　　张山雷在学术上的贡献,突出表现在他对中风的认识和治疗上。他认为杂病之中风以内风为主要病机,因此治疗时强调应以"潜镇摄纳"为总原则,在此基础上,按其病情,分为闭证、脱证,并根据具体表现,总结出治疗八法,如开窍法、固脱法、潜镇法、开泄法等。他对中风的病因、病机、分类以及治疗的认识和总结,是在前人经验的基础上,结合自己的个人经验所得。他对中风的认识,为后人在中风的辨证分型和治疗方法上奠定了坚实的基础。

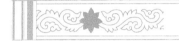 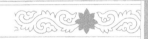

赵文魁

　　赵文魁(1873—1933年),字友琴,晚清最后一任太医院院使,近代著名中医学家。赵文魁出身医学世家，从其祖父起即入太医院供职，其父为清末太医院御医。赵文魁幼承庭训，少年时就在其父的指导下诵读中医经典。17岁时，他的父亲不幸病故，他遂承家学，继承父亲的事业，进入太医院。之后，他晋升为太医院院使，主管太医院事务。宣统年间，赵文魁被赐头品顶戴花翎，兼管御药房、御药库。1924年，太医院解散后，他开了诊所，堂号"鹤伴吾庐"，每日病人盈门。

赵文魁在伤寒、温病等方面皆有精深的造诣，他擅长治疗温病，也擅长外感疾病的论治，疑难重症几乎都是药到病除。赵文魁对脉学也颇有研究，有其独到之处。20世纪30年代初，北平猩红热流行，他日夜应诊，出入病人家中，不幸感染疾病，以致早逝。其子赵绍琴继承家学，对温病学尤有心得，曾任北京中医学院温病教研室主任，是我国著名的中医学家。赵文魁所著《文魁脉学》，由其子整理，内容丰富，是一部珍贵的脉学专著；他的治疗经验由其子整理成《赵文魁医案选》，由人民卫生出版社出版发行。

赵文魁身为御医，多以脉诊论病定夺，对脉学研究颇深。他认为凡病皆根于内而形诸外，症或有假不可凭者，而脉必无假而诊知其本，故若能在诊脉上下功夫，则临证诊治必能切中病机，逐步形成辨脉求本的独特学术思想。他博采众长，知识广博，师古而不泥古，在脉学、温病、杂病等多方面均有独到见解。如他认为透热转气一法可贯穿卫、气、营、血治疗的各个阶段；精究李时珍脉学，以表、里、虚、实、寒、热、气、血八纲统领27脉，并创造性地提出了浮、中、按、沉诊脉四法，突破古之定见；治疗杂病，注重祛邪。

赵文魁对温热病多有心得，认为凡温热病，莫不由内热久郁，复感温邪，内外合邪，故为高热，甚则神昏。虽然高热如炙，切不专进寒凉。过用寒凉，每致冰伏其邪，增重其郁，愈使热邪难出。凡初起高热，邪在卫分者，必用疏卫之法，辛凉清宣，营卫调和，自然微汗而愈。若邪热内传，尚未完全入气者，当以疏卫为主，略加消气之品，仍使邪由卫分宣散而出。若热全入气分，姑可放手清气，但也须少加疏卫之品，以使邪有外透之机。邪热入营，当用透热转气之法，切勿纯用凉营清热之品。对于血分证治，也当仿此。他对温病的治疗思想，既符合临床实际，有效地指导温病的治疗，又防止机械地划分卫、气、营、血病程，创意性地揭示了卫、气、营、血辨证的理论内涵。

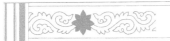 

恽铁樵

　　恽铁樵(1878—1935 年)，名树钰，别号冷风、焦木、黄山，近代著名中医学家。恽铁樵早年从事编译工作，曾主编《小说月报》，以翻译西洋小说而著称于文坛。后因其长子病故，发奋学医，曾师从于名医汪莲石。1920 年，他正式挂牌行医，尤其擅长儿科的治疗。1925 年，他与章太炎等在上海创办中国通函教授学社，即后人所熟知的铁樵函授中医学校，致力于理论、临床研究和人才培养。1933 年，他创办铁樵函授医学事业所，受业者千余人。

　　恽铁樵所处时代正值中西方文化交流之际，他从维护中医学理论体系科学性的角度出发，通过剖析《黄帝内经》的理论实质，对构成中医学理论基础的阴阳、五行、六气等的理论知识不易理解之处作了诠释。在治疗用药方面，他见解独到，如痨病，他认为初期咳嗽、吐血，不可称为痨病，必待初期症状过后，见潮热、掌热等，方可称之为痨病，而对于痨病的治疗，他认为用药不在多，而在于方药合度。

　　恽铁樵行医之际，正是国内中西医争论之时。当西医余云岫刊布《灵素商兑》，认为中医不具科学性，恽铁樵作《群经见智录》予以反驳，是当时中医学界第一位挺身而出迎接余云岫的挑战者。恽铁樵竭力主张西为中用，他认为中医、西医两种医学各有长处，欲使中医进步，必须发皇古义，融会新知，取长补短，同时也强调不能使中医同化于西医，倡导中医、西医两种医学沟通，这对中医学的发展有一定的影响。

　　恽铁樵一生医学著述颇丰，有《金匮翼方选按》《风劳臌病论》《保赤新书》《妇科大略》《论药集》《十二经穴病候撮要》《神经系病理治疗》《麟爪集》《伤寒论辑义按》《药庵医案》等，统名为《药庵医学丛书》。此外，他在创办铁樵函授中医学校期间，还主持撰写了数十种函授讲义，如《内经要义选刊》《内经讲义》《伤寒论讲义》等。

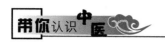

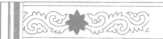 曹炳章

曹炳章(1878—1956 年),字赤电,又名琳笙,近现代著名中医学家。曹炳章早年随父亲研习医药并经营药品,后师从方晓安,通读关于伤寒、内科、本草等方面的名家医书,并自设诊所行医。曹炳章医术精湛,精通内科、妇科、儿科,尤擅喉证,熟谙药性,临床用药主张加减变通,遇疑难危症,每收奇效。他医德高尚,出诊遇见特别紧急的、困苦的病人,诊费都免去,还帮付药费。

1908 年,曹炳章与何廉臣等成立绍兴医药学研究社,创办《绍兴医药学报》。1913 年,他与何廉臣一道创设和济药局,主持日常事务,刊行《医药学卫生报》,并以身作则,考证传讹药品,改革不良炮炙,订正丸散方书。曹炳章 1927 年任《绍兴医药月报》编辑,1929 年 9 月筹组成立绍兴县国医公会,并任常务主席。他提出"统一病名"及编印《中医处方新衡旧称对照表》等建议,受到医药界的好评。

由于曹炳章医学与文学功底皆深,1934 年应上海大东书局聘请,主编《中国医学大成》丛书,选辑医书 365 种,汇集汉唐至明清医家及日本汉医家著述,共 2082 卷,辑成 1000 册,皆详加校勘,撰有作者行略与内容提要。中华人民共和国成立后,他在自己珍藏 30 余年的医籍中,选出善本百余种,献给当时的华东卫生部,部分著作手稿贡献给北京中医研究院。

曹炳章一生著述甚丰,有《鸦片戒除法》《喉痧证治要略》《秋瘟证治要略》《痰证膏丸说明书》《彩图辨舌指南》《瘟痧证治要略》《规定药品之商榷》《医界新智囊》等;补注、批校、增订的有《潜斋医学丛书十四种》《医学广笔记》《慎斋遗书》《陆氏三世医验》《增订医医病书》《临证医案笔记》《增订伪药条辨》等;所存手稿,有《霍乱证治要略》《人参通考》《奇病通考》《曹氏医藏类目》《浙江历代名医传略》等。

《彩图辨舌指南》是曹炳章广泛地收集古今有关舌诊文献,参阅部分现代医著并结合个人见解编写而成。全书共 5 卷,卷 1 为辨舌总论;卷 2 为观舌总纲;卷 3 为辨舌证治,介绍诸家察舌辨证之法及舌病治法;卷 4 为辨舌各论,介绍各种舌苔的病理和所主病证,并附舌苔彩色图 119 幅;卷 5 为杂论方案,选辑诸家辨舌论述及有关察舌辨证的医案,末尾附辨舌证治要方。

施今墨

施今墨(1881—1969年),原名施毓黔,字奖生,近现代著名中医学家、教育家、改革家。施今墨因母亲多病,立志学医,后因政治不稳定,进入京师法政学堂,并参加了辛亥革命,但对革命失望,愤而弃政从医。他在法政学堂时,就经常为人诊病,已小有名气,专心行医后,立刻医名大振。

1921年,他自己更名为今墨,一是纪念诞生之地贵州;二是崇习墨子,行兼爱之道;三是要在医术上勇于革新,成为当代医学绳墨。1925年,他为孙中山会诊,提出中肯建议。1930年,他为杨虎城诊病,药到病除。为了使中医事业得到长足发展,1931年,施今墨筹办了华北国医学院,大力提倡革新中医,并把这一思想贯彻到办学方针中。1935年,北平第一次实行中医考核时,施今墨、萧龙友、孔伯华、汪逢春被推举为主考官,负责出试题及阅卷。施今墨还善采百家之长,听说丁甘仁医学造诣很深,曾多次乔装病人观察丁甘仁诊病。为了利于学生学习,他以丁甘仁医案为教材亲自讲授。他为人严谨谦恭,授徒严格认真,在办学的十几年中,有学生600余人,为中医事业的发展和人才培养做出了不可磨灭的贡献。

施今墨一生致力于中医临床、教学和改革,在中医学上取得了极高的成就,是近代中医的领袖人物之一。他精于配伍,遣方用药有"雍容华贵"之美誉,不仅善用大方子,还善用"对药",创制了许多对药的使用方法;使用单方、小方子也得心应手,取效甚捷。他治学严谨,认为"不可执一药以论方,不可执一方以论病"。他在学术上也有独到的见解,提出了"以阴阳为总纲,表、里、虚、实、寒、热、气、血为八纲"的理论,这是对八纲辨证法的又一发展。在治疗外感温热病上,他提出了表证不可只知发汗,还应注意"清里热"等。

施今墨热爱中医学,对中医事业的发展非常关心。他曾经向周总理建议成立中医科学研究院、中医医院、中医医学院,开展中西医结合事业等。他医德高尚,对病人非常关心,对同道敬重宽厚。他医术精湛,在临床上不分中医和西医,无经方和时方门户之见。他一生治愈了许多患疑难重症的病人,创制了许多新成药,献出了700多个验方。他在1969年病重之时,还一再叮嘱把他的医案整理出来,让它继续为人民服务。1982年,由祝谌予等编修的《施今墨临床经验集》等出版,实现

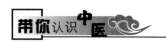

了他继续为人民服务的遗愿。

 # 祝味菊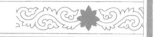

祝味菊(1884—1951年),名积德,字味菊,晚年自号傲霜轩主,近现代著名中医学家,中西医汇通派的积极提倡者和代表人物之一。祝味菊青年时寄宿在姑父家中,在所请的老师及姑父都不能穷其疑的情况下,遂遍阅家中各种典籍求解,此种传统的私塾式教育使得祝味菊在中医方面打下了深厚的基础。新兴院校教育出现后,祝味菊考入了军医学校学习西医,攻读2年后赴日本考察医学。西方崭新的医学理论对祝味菊启发良多,并对他的医学观点和中西医汇通思想产生了深刻的影响。

祝味菊早年在四川成都行医,后因躲避战乱去了上海行医,是"海派中医"的代表人物之一。祝味菊极其推崇张仲景、张景岳,提倡"术无中西,真理是尚",是近代我国较早在理论和实践上提倡中西医结合的医家之一。祝味菊以善用附子而闻名上海,著有《伤寒新义》《伤寒方解》《病理发挥》《诊断提纲》《伤寒质难》等,其中《伤寒质难》最能反映其学术思想。祝味菊的学术思想主要体现在西为中用,融汇新知,首提八纲,重释六经,本体疗法,治人为本,崇尚温阳,善用附子,新解发热,重识性味等。

由于受近代文化思潮的影响,祝味菊主张中医改革,提倡立足中医,融汇西医,以更好地发展中医。八纲辨证思想源于《黄帝内经》,奠基于张仲景《伤寒论》,但明确地归纳出阴、阳、表、里、寒、热、虚、实八类证候的是祝味菊。伤寒五段论,是祝味菊在对《伤寒论》外感热病六经辨证认识的基础上,根据邪正相争之趋势所独创的辨证方法。

祝味菊认为,医生治病,不外乎"治病"(祛邪疗法)与"治人"(本体疗法),积极倡导本体疗法,形成了独特的以"治人"为本的医学体系;在临床上,祝味菊受"火神派"的影响,善用附子,常可出奇制胜,屡起沉疴,有"祝附子"之称;对发热,历代医家常以祛邪疗法治之,但祝味菊受西医的影响,认识到发热是机体抗病的正常反应,故对于发热,主张调整阳气,维持人体适度的抵抗力。

祝味菊学识渊博,学术上衷中参西,崇尚温阳,以温热扶阳为诊疗特色的临床风格在近代中医史上是很有影响力的。他的《伤寒质难》更是敢于挑战传统理论，敢于开拓创新，成为启迪后学的传世佳作。由祝味菊创立的邪分有机与无机、五段辨病学说、自然本体疗法等，迄今仍有进一步深入研究的价值。

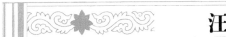 

汪逢春

汪逢春(1884—1949年)，名朝甲，号凤椿，近代著名中医学家。汪逢春师从名医艾步蟾，年轻时就在北京悬壶济世，医名妇孺皆知，为"京城四大名医"之一。他一生热心于中医教育事业，尤其注重培养人才，提倡在职教育，曾任国医职业公会会长，筹办《北京医药月刊》，创办国药会馆讲习班，为培养中医人才做出了贡献。汪逢春擅长治疗时令病及胃肠病，对于湿温病也多有阐发，治病注重整体观念，强调辨证施治。他一生忙于诊务，无暇著述，仅有的《泊庐医案》也是由其门人辑录，但该书可代表汪逢春的学术思想和医疗经验。

汪逢春的学术见解及临床经验主要体现在以下几个方面：一是擅长治疗时令病及胃肠病。临证审虚实寒热，辨证细腻，立法严谨，组方灵活，用药轻灵。常用淡附片、淡吴茱萸、淡干姜以温中，党参、薏苡仁、炙甘草等益脾气，焦苍术、川厚朴以燥湿健脾，木香、枳壳、新会陈皮等疏肝理气和胃，砂仁、蔻仁以醒脾开胃，生熟谷麦芽、神曲、鸡内金等化滞和中，还常常喜用成药如加味保和丸、枳术丸、越鞠丸、香砂养胃丸等入汤剂同煎，以加强疗效。方药并不奇特，皆医者习用之品，而且味少量轻，然疗效卓著。二是善治湿温病，其治疗湿温病效法古人，清热化湿兼顾，同时，结合宣透、舒郁、淡渗、缓泻等法来分解病势。尤其善于以辛香宣达、芳香清解之法取效，而最忌见热清热，选方多为藿朴夏苓汤、甘露消毒丹之属。他善用大豆黄卷、青蒿、藿香等轻清宣透、芳香化浊，厚朴、半夏、苍术等辛苦温化，山栀子、黄芩、丹皮等清热，木通、滑石、竹叶等淡渗清利，熟大黄、槟榔等缓泻。清、化、宣、利、泻并施，使湿清热解，诸恙得除。他认为即使对于湿温重症，也不宜苦寒之品过重，而宜选用芳香宣化之品，如大豆黄卷、山栀子、藿香等。

汪逢春临证用药，别具匠心。他讲究炮制及处方用药，注意药物间配伍关系，有的取古方、经方配伍之原旨，有的依本人临证经验搭配，有的意在去性取味，有的意在去味取性，颇具匠心。如香豆豉与焦山栀同炒，取栀子豉汤之意，清胸膈之热；

厚朴和黄连同炒,黄连之寒监制厚朴之温,意在宽中行气,苦以燥湿;小枳壳与苦桔梗同炒,一升一降,用于肺失宣肃咳喘之证;绿茵陈与焦山栀同炒,取茵陈蒿汤之意,有清利湿热之力;全瓜蒌与薤白头一同打烂,仿瓜蒌薤白白酒汤之意,有宽胸通痹之功。他还善用药物粉剂装配胶囊使用,与汤剂同服。据不完全统计,仅《泊庐医案》一书,使用胶囊装药随汤同服者,达75处之多。

汪逢春去世后,门人冯仰曾曾在《中医杂志》介绍其医案数则,北京中医学院温病学教授赵绍琴也曾在他所编著的《温病纵横》中介绍其治麻疹经验。"麻疹初起,风热内蕴,肺先受邪,咳嗽声重,鼻塞流涕,夜寐不安,小溲色黄,舌绛苔厚,脉象滑数。治以清风热而兼透疹。宜避风慎口,防其增重,疹不出者加防风三分。""麻疹合并肺炎,风湿蕴热,互阻肺胃,势将咳逆致厥。治宜宣化肃降,清热化痰。"治猩红热的经验:"温毒化热发斑,胃肠积滞尚重,深恐神昏致厥,饮食寒暖皆需小心,防其增重,禁用风药。"语虽不多,但理法方药堪为后世效法。

汪逢春注重医德,对于同道不贬低,不攻击,遇病人经前位医生治疗不佳,也积极想方设法扭转病势,一旦无望,也无怨言,不找借口推卸责任。他严格要求学生,对已考取执照的学生仍不许轻易挂牌开业,需要再观察一段时间,并嘱学生小心从事,遇有疑难多向别人请教。无论多忙,他都定期指导学生,讨论病例。如遇疑难重症,有时也邀著名西医刘士豪、方石珊、汪国桢一起讨论研究。汪逢春很能接受新事物,平时妇科会诊常请林巧稚、田凤鸾,皮肤科会诊常邀请赵炳南,他常说不能抱残守缺,孤陋寡闻。

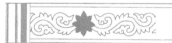 # 孔伯华

孔伯华(1885—1955年),名繁棣,近现代著名中医学家,与汪逢春、萧龙友、施今墨一起被称为"京城四大名医"。孔伯华学习家传,早年任北京外城官医院医官,后与萧龙友合办北京国医学院并任院长。中华人民共和国成立后,他任卫生部顾问、中华医学会中西医学术交流委员会副主任,是第二届全国政协委员。在学术上,他主张病必求本,临证注重湿与热,以善治温病而著名,更善用石膏,著有《时斋医话》《传染病八种证治晰疑》等,而《孔伯华医集》则由其门人收集整理而成。

孔伯华治病的特点是不仅注重整体,强调元气,而且十分重视辨证论治,他认为"医之治病,首先在于认证,将证认清,治之则如同启锁,一推即开。认证之法,先辨阴阳,以求其本,病本既明,虚实寒热,则迎刃而解"。他提出了将中医理论中的"阴、阳、表、里、虚、实、寒、热"的八纲,分为"阴阳"两纲和"表、里、虚、实、寒、热"六要的观点,从中医临证学角度来说,这是非常切合实际的。孔伯华在治学方面,熟读《黄帝内经》,不泥于古;在诊断方面,脉贵于神,意在匀和;在病机方面,强调脾为后天之本,尤其重视肝脾关系,主张脾胃有病必系肝,肝病必系于脾胃。他临证时,注意脾湿和肝热;治疗外感温热病时,认为人体内的郁热伏气是感受温热病的主因。

孔伯华认为无论是祛邪还是扶正,都是为了达到恢复和补养元气的目的,孰前孰后,应因人、因地、因时而决,不可先有主见。若固执于某方治某病,则是犯了"冀病以就方,非处方以治病"的错误。孔伯华遣方用药必先辨证精详,对症用药,并无门派之见。他善用石膏,是从燥、渴、喘、呕四处着眼,这在他的著作《时斋医话》中讲述得很详细,民间称他为"石膏孔"。他又善用鲜药,如鲜藿香、鲜佩兰、鲜薄荷等,取其芳香清轻,清灵通窍,除秽透达之功。

 # 蒲辅周

蒲辅周(1888—1975年),原名启宇,近现代著名中医学家,曾任中医研究院副院长,第三届、第四届全国政协委员,第四届全国人大代表等。蒲辅周出身于世医之家,其祖父和父亲都是精通医学之人,是乡里有名的医生。蒲辅周在上小学时,由其祖父讲授医学,15岁时就掌握了不少医药知识。于是,他白天随祖父侍诊,晚上苦读《黄帝内经》《难经》《伤寒论》等医书。经3年的苦读与侍诊,他积累了一定的临床经验,18岁便在乡里行医。他牢记前人"医乃仁术"的教诲,将名字改为辅周,取辅助贫弱、周济病人之意。他长期从事中医临床、教学和科研工作,精于内科、妇科、儿科,尤其善治热病。在传染病流行时,他辨证论治,独辟蹊径,救治了大量危重的病人,为丰富、发展中医临床医学做出了宝贵的贡献。蒲辅周一生勤于临床,著述较少,除发表的几篇论文外,其临证医案由门人整理出版,有《蒲辅周医案》《蒲辅周医疗经验》等。

蒲辅周的学术思想主要体现在以下几个方面:

一是治学严谨，精益求精。他认为，中医理论深奥而广博，没有持续不断的学习是无法掌握的。从青年时起，蒲辅周就养成了刻苦读书的习惯，除了从书本学习知识外，他还向有经验的医生学习。他平时所用的痛风验方、百损丸和治肺结核吐血经验方等，皆得自其他老中医口授。为了验证书本知识，他还勇于实践。如早年对"十八反"产生疑问，他将海藻与甘草同服，经过多次实验，发现其软坚消结之力更强。他还尝过甘遂配甘草，发现服后虽反应剧烈，但祛痰逐浊效果极好。

二是师古而不泥古，阐发经义。蒲辅周是一位富有经验的临床医学家，又是一位懂得唯物辩证法的中医理论家。他对《黄帝内经》和《伤寒论》有精深的研究，在继承《黄帝内经》《伤寒论》的理论基础上，对其中的一些理论问题作了精辟的阐发，体现了他师古而不泥古的风范。如对中医治疗八法的具体应用，他认为应掌握分寸，若当用而不用是为失治，不当用而用是为误治，也有当用而用之不得其法，结果病情未得改善。如补法，他认为补法用于虚证，能补不足，但要针对病因进行治疗。漫补或补药堆积，均达不到效果，甚至会导致胸腹胀满、衄血便燥等不良反应，并总结出"气以通为补，血以和为补"的指导原则。

三是治病用药注意时令气候的影响。蒲辅周强调治病"必先岁气，毋伐天和"，认为各种不同气候环境会产生各种不同的发病因素，因此要注意气候和季节等对疾病发生、发展和转归的影响。如麻疹，多发于春季，其他季节也有发生。见症有所不同，治法也有同有异：所同者，宜宣透；所异者，宜根据季节时令之暑湿燥寒，而酌情增苦辛或苦辛微温之品。在对内伤杂病的治疗中，他也注意气候的影响，适当加入相应时令药，如治疗周期性发热，暑天选用四妙丸加茵陈、青蒿、木瓜、荷叶等清热利湿，入秋后用五积散合四妙丸加味，以祛寒除湿，提高疗效。为了配合季节，他还注意用药的剂型，如冬用膏、夏用散等，既考虑疗效，也方便了病人。

四是强调治病求本。蒲辅周在辨证求本的过程中，对几个关系做了阐述。从邪正关系上来看，他认为邪气为标，正气为本，在治病过程中，必须掌握扶正祛邪、祛邪养正的辨证关系。若只见病，单纯祛除病邪而不顾正气，则失去治病求本的意义。从病因和症状的关系上看，他认为疾病的病因是本，症状是标，治病必须对因治疗，才能达到痊愈的目的。此外，在治病求本的同时，他还十分强调察脾胃之强弱，认为胃为后天之本，气血生化之源，脾胃健强，气血充足则易康复。其调理脾胃，既取法于李杲之升脾阳，又效法于叶桂之保胃阴，融两者之长。

五是精通医理，临证独到。蒲辅周一生临证近70年，积累了丰富的临床经验，对于内科疾病，在尊崇张仲景学说的同时，取历代各家学派之长，如刘完素之寒凉，张从正之攻下,李杲之温阳,朱丹溪之滋阴,融众长于一炉,以补张仲景之缺。蒲辅周治疗外感热病,见解独到,特别是在治疗流行性乙型脑炎方面有较多的贡献。对于妇科,他以调理气血为主,以舒肝和脾为枢机,运用寒则温之、热则清之、虚则补之、瘀则消之的方法,临床取得了明显的效果。对于儿科,他特别强调小儿的机体特点,所诊治的小儿疾病多为危重急症,其判断之准确,用药之精当,足够儿科医生效法。

蒲辅周一向对自己严格要求,曾为自己定下了3条准则:其一,好读书,必求甚解。见重点,做好笔记,加深记忆;有疑义,则反复查证,务求明辨。其二,谨授课,必有准备。讲原文则主题明确,论之有据;做分析则深入浅出,引人入胜。其三,慎临证,必不粗疏。他这种从严要求的治学精神,使他在临证时能分辨细微,诊脉准确。他不仅严格要求自己,也严格要求学生,对学生因材施教,精心培养,要求学生多读书,多诊病,多提问题。临证时则让学生先辨证立法、开处方用药,他再修改补定。

蒲辅周理论渊博,医术精湛,医德高尚,其一生为许多病人解除了病痛,为中医事业的发展做出了贡献,实为杰出的中医临床家。

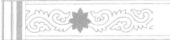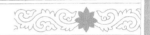

时逸人

时逸人(1896—1966 年),近现代著名中医学家。时逸人早年受家庭熏陶,爱好医学,幼从同邑名师学医,经过数年精研,医术精进。1928 年他在上海创设江左国医讲习所,后赴山西任中医改进研究会理事,主编《山西医学杂志》。抗日战争爆发后,他曾辗转武汉、重庆、昆明等地,后返回上海,与施今墨、张赞臣、俞慎初等创办复兴中医专科学校,并主办《复兴中医》杂志。1955 年由卫生部聘至中医研究院,任西苑医院内科主任,后于 1961 年派赴宁夏回族自治区人民医院任中医内科主任。时逸人从事中医工作 50 余年,学术精湛,经验丰富,特别对《伤寒论》《温病学》研究有素,见解精辟,在时病治疗中不拘一格,因此成为著名的医学家。同时,他热心中医教育,为后世培养了大批中医人才,是我国医坛上杰出的医学研究理论家和实践家。

时逸人学识渊博,一生勤奋读书,潜心研究和著述,主要著作有《时氏生理学》《时氏病理学》《时氏诊断学》《时氏处方学》《中国药物学》《中国内科病学》《中国妇科病学》《中国儿科病学》《中国传染病学》《中医伤寒与温病》《时氏内经学》《中国时令病学》等,撰写医学论文150余篇,为继承发扬中医药学做出了重要的贡献。他的论文分研究性论文、临床性论文和其他论文。研究性论文,表达了重新组建中医理论学说的重要思想;临床性论文,主要是病证、中药及方剂方面的论文;其他论文,包括序文、通讯及一些杂文等,其中《医药公有制实施计划案进行的程序》一文,应该是最早的有关"医药公有制"和中国医学管理体系的论述。

时逸人的著述反映了他师古而不泥古,温故而志在创新的精神。在其所著的《中国药物学》一书中,他就对中药的性味、作用、疗效进行了认真的研究和实验,分别给予科学的论证,特别是对某些中药的炮制加工,提出了具有突破性的意见。如麻黄定喘,他主张生用,不需水煎去沫;蒲黄止血,他主张用原药,不必炒等。对某些传统的医方,他敢于怀疑,大胆提出自己的见解。他认为《伤寒论》中的治法及方药,是远远不适应今日治病所需的,必须加以发展。对明代、清代崛起的温病学中疠气、卫气营血辨证、三焦辨证的学说,他认为是在《伤寒论》六淫、六经辨证的基础上发展而来,应该给予肯定和重视,但两者是源与流的关系,是法古与创新的关系,有内在的联系和相互补充的作用。他的这一论述,对多年来经方派与时方派之间的争论做了公正的评说,曾受到近代名医张山雷的赞誉。中医界权威郭受天也极为推崇他的《中医伤寒与温病》一书,认为是吴有性《温疫论》的再提高、再发展。

时逸人高深的理论素养,主要得益于大量的临床实践,他堪称临床医学的勇敢探索者。在外感热病辨治规律的探讨方面,他敢于突破历代医家已有的看法,将伤寒与温病中非传染性病证进行了整和,提出了"时令病学"。在治疗上,他认为伤寒以辛温发散为主,温病以辛凉发散为主,暑温以清暑宣达为主,伏暑以清透伏热为主,秋燥以润燥宣肺化痰为主,冬温以利咽通便为主;滋阴生津之法为温病所必需,但须斟酌病情适宜用之。

时逸人同时也是较早的中西医结合的倡导者。他在"勤求古训、博采众方"的同时,积极融会现代医学理论,为"中西汇通""衷中参西"做了进一步的探索和尝试。在临床实践中,他将中西医病症分别类比归纳,用中医、西医两种术语描述症状,用中医理论阐释病机,用西医理论解释病理,中医、西医双重诊断,再根据不同疾病,或专以中药治疗,或以中药为主、辅以西药,或中药、西药并重,注重实效,强调结合,形成了中西医临床各科结合的雏形。虽然他的一些做法,在现在看来尚有值得商榷之处,但为中医、西医的结合做了有益的尝试。

时逸人是一位医德高尚的医学家,他对来诊者不分贫富贱贵,皆一视同仁。凡邀请出诊,无不随请随到。他经常告诫弟子,医家当视人疾为己病,不可疏忽。在运用某些特种药物时,必先亲自尝了后使用。民间传有油浸白果治疗肺结核的验方,他就亲自走访病人,亲手配制,亲口尝试,经过实践证实确有疗效,无不良反应,才用于临床。

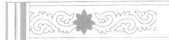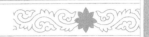

胡希恕

胡希恕(1898—1984 年),又名胡禧绪,近现代著名中医学家、教育家。胡希恕青年时拜名医王祥微为师学习中医,1919 年获取中医士证书并个体行医,后与陈慎吾成立"国医著者联合诊所"。1952 年,北京市卫生局批准该诊所作为中医教育试点,开设北京私立中医学校,系统教授《伤寒论》《金匮要略》《黄帝内经》等。受王祥微的影响,胡希恕教授《伤寒论》不用脏腑理论,并提出了《伤寒论》六经非《黄帝内经》经络概念,而是来自八纲的概念。1958 年,调入北京任中医学院内科教授、附属东直门医院学术委员会顾问。他著有《伤寒论释义》《金匮要略释义》《温病条辨评注》《伤寒金匮约言录》等。

胡希恕一生勤于临床,并一直在临床、教学一线。他明确指出经方医学采用的是六经八纲辨证体系,不同于《黄帝内经》的脏腑经络辨证体系,揭示了辨证论治的实质,并提出了"方证是辨证论治的尖端"的学术思想。人民日报对此给予高度评价。胡希恕暮年时仍孜孜不倦地参与教学、讲座,指导学生,他最后讲授《伤寒论》《金匮要略》的课程录音已被日本留学生带回国保存。

胡希恕治学严谨,在《北京中医学院学报》和《北京中医》发表过文章。其学术传人系统地整理了胡希恕的部分学术思想,出版了《经方传真》《中国汤液经方》《解读张仲景医学》《胡希恕病位类方解》《胡希恕讲伤寒杂病论》《胡希恕讲温病条辨拾遗》等。胡希恕的学术思想已经成为目前经方界的一面旗帜,其学说易学易用,验之于临床,疗效突出,在中医界拥有巨大的影响力。

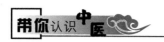

 承淡安

承淡安(1899—1957年),原名澹庵,字启桐,近现代著名中医学家。承淡安年少时随父学医,1920年参加上海中西医函授学习,1925年独立行医,1928年在苏州望亭创办中国最早的针灸学研究社,后又在无锡堰桥重建中国针灸学研究社,并扩建为中国针灸讲习所,1933年10月创办中国历史上最早的针灸刊物《针灸杂志》。1934年秋,承淡安赴日本考察针灸现状和办学情况,从中发现了《铜人经穴图考》和滑寿的《十四经发挥》,使这些古典珍籍失而复得。他还被东京针灸高等学校赠予针灸专攻士学衔,是近现代国际针灸学术交流的第一位中国学者。回国后,他于1936年7月创办针灸疗养院。1937年2月,中国针灸讲习所更名为中国针灸医学专门学校,该校先后培养学员3000多人。1951年,中国针灸学研究社在苏州司前街恢复社业,承淡安带病参加教学和管理。他于1954年被江苏省人民政府聘请为江苏省中医进修学校(现南京中医药大学)校长,后任中华医学会副会长。他为中国针灸走向世界倾注了全部心血,被誉为中国针灸一代宗师。

承淡安以弘扬针灸学术为毕生的追求,一生桃李满天下,在现代针灸学研究、医疗和教育等领域进行了重要的拓展。他的学术贡献主要体现在拓展腧穴理论、研究了经络本质、改进了针刺手法、探究了艾灸机理、改进了针灸器具等方面。

强调针灸价值。在针灸研究和教学实践中,他一方面强调首先要弄清中医学原理,另一方面积极吸纳日本针灸研究的方法和成果,并试图运用巴甫洛夫条件反射理论,阐述针灸的作用机理。对于针灸的临床价值,他用便利、速效、经济三个词进行了总结,认为针灸治病,简便易行,能够为普通百姓减少医疗费用。

拓展腧穴理论。承淡安认为,腧穴作为针灸施术的刺激点,医者必须明晰其定位、结构。他在《中国针灸治疗学》中,详细考察了每个腧穴的定位和解剖结构,掀开了腧穴发展史上的新篇章。在书中,他还引入人体骨骼图、人体肌肉图、人体血管分布图、人体神经分布图,并按照解剖部位标记各腧穴所处位置,使读者易学易记。他对经外奇穴也极为重视。《中国针灸学讲义》共收录了他收集整理的经外奇穴132个,分别记述了各穴名称、位置、针灸方法和主治病证,供临床医家采用。

研究经络本质。承淡安感悟到经络理论的可贵,他发出了针灸界应该首先学习、研究经络学说的呼吁,并从人类认知的局限性、针灸临床现象与疗效等方面,论证了经络的客观存在,并十分肯定经络的临床价值,认为只有仔细辨别病变经脉之所在,才能在治疗时更具针对性。

改进针刺手法。承淡安一直重视学员针刺手法的练习,认为手法是否熟练以及指力之强弱是临床收效的重要基础,不仅创建了针灸界沿用至今的指力练习方法,而且发明了无痛的押手进针法。在对传统针法进行改进的基础上,对针灸界的针刺补泻之说,他提出针刺无补泻之别,只有刺激强弱不同。对于刺激强弱与疾病虚实之间的关系,他认为单纯依据病之虚实来决定针刺补泻或针刺轻重之说,有些片面,主张在治疗过程中,由医者根据病人体质情况、耐受程度、病之新久、得气难易和气感强弱而随机应变。

探究艾灸机理。承淡安十分重视灸法的运用,他综合中西医学理论与研究成果,认为灸法可以活跃脏腑机能,促进新陈代谢,调整人体各系统的功能,不仅可以治病,还可防病保健,使人延年益寿。为了便于准确把握针灸治疗强度,他制定了强、中、弱刺激的临床针灸治疗操作标准,并对施灸部位的选择和针灸治疗的现象进行了总结分析,较好地推动了针灸治疗操作的规范化。他在晚年著有《灸法草稿》。

改进针灸器具。承淡安在《中国针灸治疗学》中,对毫针的制式标准和质量要求做了严格的规定,并尝试以不锈钢制作针灸针,从而奠定了现代毫针的制作标准。同时,受皮内针疗法的启发,承淡安不仅仿制了皮内针,更在此基础上创制了更加方便的揿针。皮内针和揿针现在都已成为针灸临床的常用针具。此外,他还对温灸器、针灸经穴模型等进行了改进和创新。

承淡安长期从事针灸理论和临床研究,著书立说甚丰,有《中国针灸治疗学》《中国针灸学研究》《子午流注针法》《伤寒论新注》等15种,编修针灸经络图多册,共200多万字。

1989年,"纪念承淡安先生诞辰九十周年暨国际针灸学术讨论会"在其故乡江苏省江阴市召开。

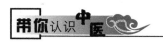

岳美中

　　岳美中(1900—1982年)，原名岳钟秀，号锄云，近现代著名中医学家。岳美中学医是因为肺结核求治无效，欲自救。他中途习医，既无家传，又乏师承，主要靠刻苦自学，经历坎坷。他一生从事中医医疗和教学工作，较早地提出了专病、专方、专药与辨证论治相结合的原则。他善用经方治大病，在中医老年病学领域有新的创见。他倡导创办的全国中医研究班和研究生班，培养了一大批中医高级人才。他多次出国从事重要的医事活动，在国内外享有盛誉。他晚年曾被选为第五届全国人大常委会委员。他曾担任全国政协委员会医药卫生组副组长，国家科学技术委员会中医专业组成员，中华医学会副会长，中国中西医结合研究会顾问，中国中医研究院学术委员会名誉委员，中国中医研究院西苑医院内科主任、教授等。

　　岳美中的学医过程可概括为如下阶段。初学之时，从张锡纯《医学衷中参西录》入手，多以时方应病家。之后，在不断学习体会中逐渐认识到专执古方也有不足，只有因人、因证、因时、因地制宜，才能不偏不倚，恰中病机。最终，岳美中对唯物辩证法进行了学习和研究，认识到执死方以治活人，即使综合古今，参酌中外，也难免有削足适履之弊，因而医者需要有足够的书本知识和丰富的临床经验。这种治学思想，不仅可以为临床一些病的治疗开拓新的思路，而且可以使辨证论治的理论得到丰富和深化。

　　岳美中的学术成就主要体现在以下方面：一是提出了专病、专方、专药与辨证论治相结合的原则，促进了中医治疗水平的提高。岳美中指出，辨证论治是中医学术特点和精华所在，认为辨证论治的具体内容在中国历代含义不尽相同，列举了疟疾、蛔虫病、黄疸、麻风、痢疾等许多例子，以此来说明专病、专方、专药对于疾病治疗的重要性。二是多次受命为外国领导人治病，成为中国在医疗外交方面有突出贡献的中医专家。三是熔经方、时方于一炉，运用经方，匠心独运，成为中华人民共和国成立后著名的经方派老中医。四是开拓中医老年医学研究领域，创立老年疾病补益六法。

　　中国老年医学兴起和发展较早，唐代孙思邈的《养老大例》、宋代陈直的《养老奉亲书》奠定了老年医学的基础，明清时期的医家防治老年疾病多注重养生和食疗,相对不那么重视药物治疗。古代虽然倡导行补益而立法较少,故后世缺少较为系统的、全面的补益法则,鉴于此,岳美中在晚年花大量精力研究老年疾病和老年保健,撰著了中医老年医学专著——《岳美中老中医治疗老年病经验》,将治疗老年病首重脾胃提到了新的理论高度,成为现代著名的老年医学专家。

关于老年人疾病治疗,宋代陈直《养老奉亲书》虽有"脾胃者,五脏之宗也"的说法,但阐述简略。岳美中结合自己的临床体会,提出"人之始生,先成于精,肾精旺而后有脾胃,即所谓先天生后天;人之衰老,吸收精微,使五脏滋荣,元气得继,才能却病延年,即所谓后天养先天""故调整饮食,促进消化功能之康复,保持大小便通畅,实为治疗老年病的关键"。

岳美中强调要注意老年人的特点,指出知其常才能知其变。他创立了6种老年补益的方法,介绍了22种老年病的治法,特别是对老年补益的论述,发前人之未发。他创立的6种补益方法是平补、调补、清补、温补、峻补和食补。如薯蓣丸等,适用于气虚、血虚、虚劳诸不足,为平补;如资生丸等,适用于脾胃虚弱,胀满泄泻,为调补;如叶氏养胃汤等,适用于温热病后,津液耗伤,为清补;如全真一气汤等,适用于五脏阳虚,元真之气消亡,为温补;如当归生姜羊肉汤,适用于垂危极虚,非血肉有情之品或大剂汤液不能挽回者,为峻补;如扁豆红枣粥等,适用于病后阴血不足,运化、吸收功能低下者,为食补。

岳美中关注中医事业的发展,致力于中医人才的培养。1935年,他在任山东省菏泽县医院中医科主任时,就曾创办过一个中医学习班,培养了10多名中医人才。中华人民共和国成立后,他在唐山市创办了中医学习班,培养中医150名。1957年,他曾作为首批中国医学代表团的唯一中医代表,访问日本,进行学术交流。岳美中学术的授受者,除了他的女儿岳沛芬之外,主要有陈可冀、时振声、王国三等。

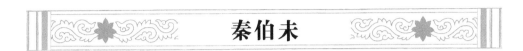

秦伯未

秦伯未(1901—1970年),名之济,号谦斋,近现代著名中医学家。秦伯未出身儒医世家,自幼酷爱文学和医学。1919年,他就读于丁甘仁创办的上海中医专门学校,与程门雪、章次公等为同窗学友。当时由江浙一带名医任教,秦伯未经常聆听名医教诲,并与他们切蹉岐黄妙术,这为他奠定了坚实的中医理论基础。到1923年毕业时,他已蜚声医林,并应聘为母校讲师。他于1955年调入北京中医学院执教,为国家培养了许多中西医结合人才。1959年以后,他一直在北京中医学院从事医学教研工作。他讲课深入浅出,旁征博引,讲理透彻,条理清晰,深得学生们的好评。

秦伯未行医50余年,著述颇丰,涉及中医基础理论和临床等方面,主要著作有《清代名医医案精华》《清代名医医话精华》《内经知要浅解》《内经类证》《秦氏内经学》《谦斋医学讲稿》等。《清代名医医案精华》选辑清代叶桂、薛雪、吴瑭等20多位医家约2000条医案,记录简要,方治切于病情,并对病理有一定阐发;《清代名医医话精华》选辑清代著名医家喻嘉言、张璐、徐大椿等20位医家临床笔记体裁的治疗医案,叙述深透明晰,语言生动,对中医爱好者颇有裨益;《内经知要浅解》对《内经知要》各篇予以题解,使知要领;《内经类证》,基于《黄帝内经》中有是病、有是症的观点,对《黄帝内经》病证进行深入分析和研究,对指导临床实践很有帮助;《谦斋医学讲稿》选录有关中医学术方面讲稿12篇,每篇讲述均能结合个人临床经验阐发中医学理法方药、辨证论治的经验知识,深入浅出,清晰易懂,并附有治疗病例。

秦伯未博览群书,尤其重视对《黄帝内经》的钻研,享有"秦内经"之美称。他认为研究中医学不先学习《黄帝内经》,便像失掉了钥匙,无法打开中医学宝库的大门。在教学和实践中,秦伯未广泛地应用《黄帝内经》理论作为指导,如讲水肿病的治疗时,他把《黄帝内经》中散见于各篇的有关水肿的论述加以分析,联系《金匮要略》《外台秘要》等文献,结合自己的临床体会,总结了治疗水肿的6个基本法则,即发汗、利尿、燥湿、温化、逐水、理气,并列举了代表方剂及兼证变化的应变原则。

在临床方面,秦伯未积累了丰富的临床经验。他以精湛的医术,使无数病人摆脱了疾病的痛苦,为医界及广大病人所称道,为中医学术的发展做出了贡献。他还强调辨证论治,在《谦斋医学讲稿》书中《浅谈辨证论治》予以论述,在强调辨证论治的同时,他也不否定病的主治法、主方和主药。他在温病、肝病、水肿、腹泻、痛证、溃疡、慢性传染性肝炎、心绞痛等方面的理论上也造诣很深,并富有创意,同时也积累了丰富的临床经验,并总结归纳出证治规律。

秦伯未在研习中医过程中深切感到,中医书籍浩若烟海,流派众多,传统学医师承面授,各承家技,虽有所长,但难免有局限性。而公开学习交流,则可集思广益,兼收博览,是发展中医学术、加速人才培养的好途径。他还致力于中医教育工作,组织编写了各种适合当时用的中医教材,并于 1930 年创办中医指导社,为社会上的中医人员和爱好中医者提供指导。中医指导社编印各种书籍和刊物以传授中医知识,交流学术见解及临床经验,解答有关问题等,这种交流学习的形式实为中医函授、刊授教育之先河。当时编印出版的《国医讲义六种》《实用中医学》,大都是秦伯未通过中医教学实践反复修订的教案,切合临床实际,至今仍具有重要的参考价值。

秦伯未强调继承与发扬并举,认为没有继承就没有发扬。他非常善于总结前人的经验,尤其重视医案医话的作用,他在《清代名医医案精华》中就指出,医案为中医价值之真实凭据。秦伯未强调要正确认识中西医结合,他认为西医的诊断有时有助于对某些疾病的性质、发展和转归的认识,同时认为对中医治疗、西医诊断的疾病,要想取得治疗效果,关键在于运用中医的理论为指导,不能忽视中医辨证的依据,要有严肃的科学态度。他的这些认识,至今仍具有指导意义。

赵锡武
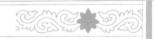

赵锡武(1902—1980 年),原名赵钟禄,近现代著名中医学家。赵锡武出生在工人家庭,7 岁在私塾读书,15 岁时开始学习中医。他曾任中医研究院内外科研究所内科主任,中医研究院副院长,中华全国中医学会副会长,第三届全国政协委员,第三届全国人大代表等,代表性著作有《赵锡武医疗经验》等,并在《中医杂志》《新中医》等中医学术刊物上发表过许多论文。他在全国第一次急性传染病会议上宣读的《中医治疗脊髓灰质炎》一文,理论结合临床,在国内外颇有影响。

在中医理论上,赵锡武有很深的造诣,尤其对张仲景学术思想的研究有独到见解。在医疗实践中,他强调辨病与辨证相结合,主张中西医结合。他临床经验丰富,学术成就突出,对很多疾病如冠心病、心肌梗死、心肌炎、脑血管疾病、糖尿病、小儿麻痹症、肺炎、肾炎等的诊治均有独特专长,治疗效果显著。对血脉不畅,他常用归芪加川芎;对气虚、津液不得四布之证,常用春泽汤;对脑梗死有时会间断使用补阳还五汤;对脑出血,加大茯苓量,以增渗利之功,促进出血的吸收;对病初神昏,痰涎壅盛者,主张用局方至宝丹;血压高,用地黄饮子主方佐决明子、生石决明、杜仲、牛膝等;气短心悸、脉结代,佐瓜蒌薤白汤;当见肢体不仁、无触觉时,佐人参再造丸,日服两丸,触觉恢复后即停用。

赵锡武从医 50 余年,积累了丰富的临床经验。他善用经方化裁及抓主证,选用力宏效专之药,疗效卓著。他在古今诸医家的影响下,通过实践摸索出逐血瘀、补肾的治痿痹大法,用地黄饮子为主方治中风痿痹。在用地黄饮子治痿痹的经验中,主要一点是间断投用豁痰方剂与地黄饮子交替使用。这不仅能防止或减少地黄饮子的滋补浊腻之弊,而且豁痰方剂可利神识康复。地黄饮子的药用量,赵锡武有其独到之处,生地黄用量增至每剂 40 g 至 50 g,桂枝、附子共用 6 g,巴戟天用 12 g,以体现刘完素创方剂之原意。

赵锡武一贯主张中西医相结合、辨病与辨证相结合,强调中西医要互相学习,在学术领域内,应努力找到中西医的相互结合点,并在这个点上有所突破。他还非常重视辨证施治,认为辨证施治的实质,就是辨别清楚"病因体异""药随证变"。辨证与辨病相互联系、不可分割,辨证是为了认识疾病,认识疾病是为了治愈疾病。鉴于病的证候不同,治法亦异,故既要辨证,又要辨病,这就是赵锡武的辨病与辨证相结合的辨证施治的观点。

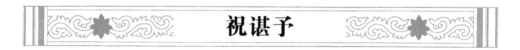

祝谌予

祝谌予(1914—1999 年),著名中医临床家,中西医结合卫生事业倡导者。19 岁时,祝谌予拜施今墨为师,致力于中医理论的学习研究和临床医疗实践。在学习中医理论的同时,他还学习西医的解剖学、生理学等知识,以求中西医融会贯通。他曾任中华全国中西医研究会副理事长,中华全国中医学会理事,第七届全国政协委员,第七届北京市政协副主席等。主要著作有《祝选施今墨医案》《施今墨临床经验集》《施今墨临床常用药物配伍经验集》《金匮要略心传:祝谌予课徒实践录》等。另有其传人整理的《祝谌予临床经验集》。祝谌予在国内多种专业期刊发表学术论文 60 余篇。他在研究中医治疗糖尿病方面颇有建树,首创应用活血化瘀法治疗的新途径,并善治内科脾胃病及妇科病。

1971 年,祝谌予被借调到中国医学科学院,主持医学科学院西医学习中医班的教学工作,培养学员 500 余名,之后,有许多学员成为高级西医学专家及中西医结合事业的骨干力量。1975 年,祝谌予任中国医学科学院北京协和医院中医科主任、教授、硕士研究生导师,创建北京协和医院中医病房及中医实验室,使中医科逐步发展成为拥有中等规模的临床科室,在以西医为主的北京协和医院内具有一定地位和影响力。在医疗、教学、科研方面不断取得成绩,古稀之年仍继续培养研究生,为北京协和医院中医科的建设发展及北京协和医院中西医结合事业的开展做出重要的贡献。1988 年退休后,他继续从事繁忙的临床医疗工作,并主持北京市政协工作,热心参加社会公益活动。他于 1990 年 7 月起享受国务院政府特殊津贴,1991 年 7 月被国家确定为首批"全国继承老中医药专家学术经验指导老师",1992 年被国家遴选为首批全国名老中医。

祝谌予在学术上提倡中西医结合,强调辨证施治,行医 60 年,擅长糖尿病、脾胃病、妇科病和疑难病症的中医治疗。糖尿病是中西医都感到棘手的慢性病,他根据中医辨证施治与辨病施治的原则,认为糖尿病属于中医消渴范畴,其基本病理为阴虚燥热,以上、中、下三消分治,选用增液汤合生脉散为主,加苍术配元参降血糖、黄芪配山药降尿糖为基本方,从肺、脾、肾三脏入手,尤以脾、肾为重点,着重先天、后天两方面滋养培本论治,屡获显效。

《祝谌予验案精选》由董正华等编著,精选了祝谌予的许多经典验案,具有较强的示范性和典型性,可为从事医药业的人士提供宝贵的经验和实例。全书分内科疾病、糖尿病、妇科疾病和其他疾病四部分,共收载医案 121 例。为了便于西医学习中医,基本上所有医案均有现代医学诊断。除了详细描述每例医案具体诊治经过外,还在每例病案之后加有按语,指出祝谌予对该案辨证论治的思路、经验、组方配伍的法度等。

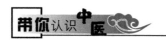
第二章 古代中医行医的相关知识

古代行医的方式主要有两种,一是坐堂,二是走方。古代中医在行医过程中,会时常随身携带一个职业徽标,以确切地表明自己的职业身份。从中医发展的历史过程来看,古代中医行医的职业徽标大致有3种:扁鹊针、葫芦和串铃,它们与中医药都有着深厚的渊源关系。佩戴职业徽标的做法蕴含着丰富的文化内涵和独特的职业意蕴。古代中医走村串户,浪迹四方,送药到病人身边,常以药到病除和妙手回春的医术,成为人们生命的守护神。

第一节 古代行医的方式

一、坐 堂

坐堂,原指官吏处理事务,因坐于厅堂而得名。由此,引出另一含义,在民间坐堂指中医师在店堂里看病,最初源于汉代名医张仲景。张仲景,博学多才,曾师从同郡张伯祖,尽得其真传,成为当时的良医。在他任太守期间,正值疫疠流行,许多贫苦百姓慕名前来求医。他一反封建官吏的官老爷作风,对前来求医者热情接待,细心诊治,从不拒绝。最初他是在处理完公务之后,在后堂或自己家中给人治病,后来由于求治者越来越多,他干脆把诊所搬到了大堂,公开坐堂应诊,开启了名医坐大堂的先例,而他的这一举动,被传为千古佳话。后来,人们为了纪念张仲景,便把坐在药店内治病的医生称为"坐堂医"。这些医生也把自己开设的药店取名为"××堂药店",这就是中医药店称"堂"的来历。

二、走　方

走方,是古代行医的一种方式。走方郎中,又称铃医、串铃医,因以手摇串铃招揽病家而得名。古时行医,郎中身背药箱、手摇串铃,长年累月地奔走于大街小巷,为百姓治病。由于其自身行业特点,行走江湖,游走不定,治病必须用药简单,使用方便,疗效奇特。正如赵学敏在《串雅内编》中所说的"操技最神,而奏效甚捷"。也只有如此,"走方医"行走江湖,才有立足之地。实际上,铃医医术在古代有着举足轻重的地位,古代的扁鹊、华佗等都是铃医。

走方医有三字诀:一为贱,药物不取贵也;二为验,以下咽即能去病;三为便,能够就地取材。因此,"药有异性,不必医皆知之,而走医不可不知;脉有奇经,不必医尽知之,而走医不可不知""病有常见之症,有罕见之症,走医皆习之"。尽管走方医多为宫廷医师所不称道,走方医秘籍大多是口耳相传,但他们通过长期实践,积累了许多民间防治疾病的经验。他们虽无书本学习,却也避免了儒医系统的歧义繁杂,蕴藏着原始中医学的简洁与直接。

第二节　古代行医的职业徽标

一、扁鹊针

作为医史文物的扁鹊针,是中医行医的一种职业徽标,由一只喜鹊鸟和一根针组合而成的独特造型。扁鹊针的实物已在内蒙古自治区鄂尔多斯草原地区被发现,经考证,这枚针的年代与名医秦越人行医活动的社会历史时期是吻合的。秦越人就是被后世誉为中医学的开山鼻祖的扁鹊,相传他用铁制成的针取代了用砭石制成的针,而铁制成的针能更好地发挥针灸的功效。

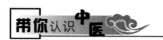

二、葫 芦

葫芦，是另一种中医行医的职业徽标。葫芦，古代称作"壶"，俗称葫芦瓜，它既可入药，也可做成盛放东西的器物，还可作舀水用的工具。因为其轻便，古代中医就把它用来装药物，这就是古代最早的"药箱"。

"悬壶"作为中医行医的专用名词，典故出自《后汉书》，与壶翁有关。关于壶翁的记载，则有"费长房者，汝南人，曾为市掾。市中有老翁卖药，悬一壶于肆头，及市罢，辄跳入壶中，市人莫之见，唯长房于楼上睹之，异焉。因往再拜，奉酒脯。翁知长房之意其神也，谓之曰：子明日可更来，长房旦日复诣翁，翁乃与俱入壶中"。有关这段记载的内容是，在汉代某年夏天，河南一带闹瘟疫，死了许多人，无法医治。有一天，一位神奇的老人来到这里，他在一条巷子里开了一间小小的中药店，门前挂了一个药葫芦，里面盛了药丸，专治这种瘟疫。费长房见此老翁在人散后便跳入壶中，觉得非常奇怪，于是就带了酒菜前去拜访，老翁便邀他同入壶中，从此费长房随老翁学习医术，此谓"悬壶济世"之术。以此观之，老翁是身怀医技的医者，因其诊病货药处常悬一壶为医帜，所以人称壶翁。

后来，人们将卖药的、行医的皆称为"悬壶"，美称医生职业为"悬壶济世"，历代医家行医开业则以"悬壶之喜"等为贺。时至今日，仍有不少行医者悬葫芦在诊室当作行医的标志，这种做法更被众多药店、制药厂等沿用。

三、串 铃

串铃，作为中医行医的另一种职业徽标，其典故来源于孙思邈。传说孙思邈上山去采药，路上突然被一只老虎拦住了。老虎就在前面，孙思邈想要逃走已是不可能了，他随身只带着一条用来挑药的长扁担，但要用这条扁担对付老虎又谈何容易。奇怪的是这只老虎并没有向他扑来，相反，它张大着嘴蹲在地上，以一种忧伤的眼神注视着孙思邈，似乎是在乞求什么，并不停地轻轻摆动脑袋。孙思邈被眼前的情景震惊了。他缓缓地接近眼前这头庞然大物，看见一块硕大的动物骨头，深深地扎入了这只老虎的咽喉。善良的孙思邈想要帮它，替它去除这块骨头，但令他担心的是，眼前这只老虎要是因为疼痛而突然合上嘴的话，他的胳膊一定会被咬断。正在这时，他想起他的扁担上有一个铜环，于是他取下铜环并将它放入老虎的口中,将那大口撑开,这样他就不必再为自己的安全担心了。接着,他将手从铜环中央穿过,伸入那血盆大口中迅速拔出骨头,并麻利地在伤口抹上药膏。当孙思邈取走了虎口中的铜环后,老虎不住地点头,似乎是在答谢这位善良的医生。

从那以后,铜环被改造成一个手摇铃,成为行医采药的标志,串铃也由此赢得了"虎撑"的雅号。摇动串铃时有一定的规矩:如果放在胸前摇动,表示是一般的郎中;与肩齐平摇动,表示医术较高;举过头顶摇动,象征医术非常高明。但不管在什么位置,当经过药店门口时都不能摇动串铃,因为药店都供有孙思邈的牌位,倘若摇动,便有欺师蔑祖之嫌。

第三节 古代行医的方法

一、诊病与辨证

医学科学的任务是防治疾病,益寿延年,而诊断学对人体生命活动状态和疾病的认识,则是防治疾病、益寿延年的基础。在长期的医疗实践活动中,历代医家积累了丰富的临床诊断经验,形成了中国特有的完整的诊病体系,即四诊(望、闻、问、切)、辨证与辨病。

中医在诊察病人时,主要依据病人的自我感觉与外在表现,将四诊所获得的各种病情资料进行综合分析,形成对病人整体状态的认识。这种整体、动态的观念体现在诊断上重点侧重于辨证,显示出中医在医疗实践方面的卓越思想。

(一)望 诊

望诊,即用视觉观察病人的神、色、形、态、舌象、排泄物、小儿指纹等的异常变化,以了解病情的诊断方法。望诊应在充足的光线下进行,以自然光线为佳。望诊又分为总体望诊和局部望诊。总体望诊是观察全身的神、色、形、态,局部望诊是观察局部的变化征象,以了解相关的病变。在临床上,重点在于望神、望色和望舌,并结合观察形态、五官、皮肤等,可对脏腑病变的诊察提供有价值的诊断资料。

望神,即用视觉观察人体生命活动的整体外在表现和精神状态的诊断方法。

望神以目光、面部表情和精神意识活动为重点,通过观察病人的精神状况、意识是否清楚、反应是否灵敏、动作是否协调等,判断机体气血阴阳的盛衰和疾病的轻重。人的精神状态一般分为有神、无神和假神。

望色,即用视觉观察病人全身皮肤、黏膜、爪甲、毛发的色泽,重点在于面部皮肤的色泽变化,以此来诊察疾病的诊断方法。望色以面部颜色光泽变化为主要内容,包括面部的青、赤、黄、白、黑五色变化与出现的部位,可反映脏腑气血的盛衰变化和病邪所在的部位。

望舌,即是指通过舌诊了解脏腑的虚实和病邪的性质、轻重与变化。因为舌通过经络与五脏相连,因此人体脏腑、气血、津液的虚实,疾病的深浅变化,都有可能客观地反映于舌象。人体正常的舌象是淡红舌、薄白苔。

(二) 闻　诊

闻诊,指医生通过听觉和嗅觉,了解由病体发出的各种异常声音和气味,以诊察病情的方法,包括听声音和嗅气味两方面的内容。由于人体内发出的各种声音和气味均是在脏腑生理和病理活动中产生的,鉴别声音和气味的变化,可以判断出脏腑的生理和病理变化,为诊病、辨证提供依据。

听声音包括听辨病人在疾病过程中的语声、语言、呼吸、咳嗽、呕吐、呃逆、嗳气、喷嚏、鼻鼾、肠鸣等各种声响。听声音以辨正气盛衰为主,不仅可以诊察与发音有关器官的病变,还可根据声音,诊察体内各脏腑的变化。正常声音发音自然,音调和畅,应答自如,言与意符,说明气血充盛,发音器官和脏腑功能正常。

嗅气味包括嗅病人发出的异常气味、排出物的气味以及病室的气味。在患有疾病的情况下,由于邪气侵扰,脏腑功能失调,气血运行失常,秽浊排除不利,产生腐浊之气,可出现体气、口气、分泌物与排泄物的气味异常。一般气味酸腐臭秽者多属实热;气味不重或微有腥臭者多属虚寒。故嗅气味可以辨别病证的寒热虚实。

(三) 问　诊

问诊,指医生通过询问病人或陪诊者了解疾病的发生、发展、治疗经过、现在症状和其他与疾病有关的情况,以诊察疾病的方法。有关疾病的很多情况,如病人的自觉症状、起病过程、治疗经过、生活起居、平素体质及既往病史、家族病史等只有通过问诊才能了解,问诊可以对分辨疾病的阴阳、表里、寒热、虚实提供重要的依据。

询问的项目主要包括：一般情况（姓名、年龄等）、主诉（病人就诊的主要原因或主要症状）、现病史（当前症状的开始时间、诱因、部位、持续时间等）、既往史、月经史、生育史、家族史等。一些简单或直观的疾病，通过问诊即可有初步诊断。后世医家将问诊主要内容归纳为"十问"，编有十问歌："一问寒热二问汗，三问头身四问便，五问饮食六胸腹，七聋八渴俱当辨，九问旧病十问因，再兼服药参机变。妇女尤必问经期，迟速闭崩皆可见。再添片语告儿科，天花麻疹全占验。"

问诊首先要抓住病人的主要病症，然后围绕主要病症进行有目的、有步骤的询问，既要突出重点，又要全面了解。同时，要有认真负责的态度，询问要详细，要对病人寄予同情，说话和蔼可亲、通俗易懂、耐心细致，以便取得病人的信任，从而获得详细可靠的疾病资料。问诊时忌用暗示或诱导，以免查询所得资料与实际不符。对危重病宜简要查询，以便及时抢救，不可为求完整记录而贻误治疗时机。此外，还可加强心理安慰，帮助病人树立信心。

（四）切　诊

切诊，指医者用手指或手掌，对病人的脉和全身进行触、摸、按、压，通过触觉了解病情，诊察疾病的方法。切诊包括脉诊和按诊两部分，脉诊又称切脉、把脉，为诊察脉象的方法，其目的是通过对病人脉象的体察，了解体内的病变。按诊是用手触摸按压病人体表某些部位，以了解身体局部异常变化，从而推断病变的部位、性质和病情的轻重。

切脉的部位一般独取寸口，即桡动脉腕后浅表部分。切脉时让病人取坐位或仰卧位，病人伸出手臂置于心脏同一水平，手掌向上，前臂放平。切成人脉，以三指定位，先用中指按在高骨部位的桡动脉定关，继以食指在关前定寸，然后用无名指在关后定尺，以指腹按触脉体，三指的疏密应以病人的高矮适当调整。对小儿可用一指（拇指）定三关法，对3岁以下的小儿，可用望食指络脉代替切脉。

切脉时运用三种指力：开始轻度用力，在皮肤，为浮取，名为举；然后中等度用力，在肌肉，为中取，名为寻；最后重度用力，在筋骨，为沉取，名为按。正常脉象一般不浮不沉，不大不小，不强不弱，不快不慢，均匀和缓，节律整齐。脉象受体内外因素的影响而发生生理的或暂时的变化，也属正常。如年龄越小脉跳越快，青壮年脉多有力，老年人脉较弱，瘦的人脉较浮，胖的人脉多沉，重体力劳动、剧烈运动、饮酒饱餐、情绪激动者，脉多快而有力。

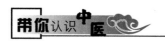

(五)辨　证

辨证,是指以中医学理论为指导,对四诊所得的资料进行综合分析,辨别为何种证候的思维方法,是中医临床认识与诊断病证的重要方法。即运用望、闻、问、切收集病史、症状、体征等资料,然后以八纲等基本理论,分析、综合、推理、判断,辨清疾病的病因、性质、部位,以及邪正之间的关系,揭示疾病本质,做出正确诊断的过程。辨证是中医学的精华,必须在中医整体观念的指导下进行,首先要掌握症、证、病、辨证等概念,并要把辨病与辨证结合起来,通过辨别病证,认识疾病的本质,即"审证求因,辨证论治"。

辨证论治,指中医临床诊断治疗疾病的思维方法和过程。通过四诊收集病人的病史、症状等临床资料,根据中医理论进行综合分析,分辨出证候,并拟定治疗方法。辨证和论治是诊治疾病过程中,相互联系不可分离的两部分,是中医诊断和治疗疾病的基本原则,也是理法方药在临床上的具体运用。辨证是决定治疗的前提和依据,论治是治疗的手段和方法。

中医认为,同一疾病在不同的发展阶段,可能出现不同的证型;而不同的疾病在其发展过程中又可能出现同样的证型,因此在治疗疾病时就可以分别采取"同病异治"或"异病同治"的原则。这种针对疾病发展过程中不同质的矛盾用不同的方法去解决的原则,正是辨证论治实质的体现。

临床常用的辨证方法主要有八纲辨证、气血津液辨证、脏腑辨证、六经辨证、卫气营血辨证、三焦辨证、经络辨证。八纲是辨证的总纲,八纲辨证就是运用八纲将通过四诊所掌握的各种临床资料进行分析综合,以辨别病变的部位、性质、邪正盛衰及病证类别等情况,从而将病变归纳为表证、里证、寒证、热证、虚证、实证、阴证、阳证。脏腑辨证是临床最常用的辨证方法,主要用于内伤杂病,也是其他各科辨证的基础。脏腑辨证就是结合八纲、气血津液辨证等其他辨证方法,对疾病的症状、体征及有关的病情资料进行分析归纳,从而确定病变的脏腑部位、性质等,并据此制订正确的治疗方案。

二、治病方法

(一) 针　灸

针灸,是针法、灸法和后世发展的各种腧穴特种疗法的统称。针灸具有鲜明的中国文化特色与地域特征,是基于中医学产生的宝贵遗产。它是一种"内病外治"的医术,是通过经络、腧穴的传导作用,以及应用一定的操作法来治疗全身疾病的方法。千百年来,针灸对维护大众健康有卓越的贡献,直到如今,仍然担当着这个任务,并为广大群众所信赖。

针法是利用各种不同的针具作用于经络、腧穴或其他部位上以治疗疾病的方法,常用于治疗各种痛证、感觉障碍、运动障碍、功能失调等。即把针具(通常指毫针)按照一定的角度刺入病人体内,运用捻转与提插等针刺手法,对人体特定部位进行刺激,从而达到治疗疾病的目的。刺入点称为人体腧穴,简称穴位。所用的针具源于新石器时代,那时受伤的人偶然被一些坚硬物体碰到身体的某个部位,会缓解身体疼痛,于是,人们就有意识地用一些锋利的石块来刺激身体的部位,这就是最早的针具——砭石。

灸法是用燃烧的艾绒或者其他热源,在腧穴或者病变部位烧灼或温烤,以起到温通经络、调和气血、扶正祛邪作用的医疗保健方法。通常以艾草最为常用,故而也称为艾灸,另有隔药灸、柳条灸、灯芯灸、桑枝灸等。灸法是伴随着火的使用而形成的,我们的祖先在使用火时,发现身体的某些病痛,受到火的熏烤或灼烧后有所缓解。在得到这样的启示后,他们逐渐发明了灸法。

(二) 推　拿

推拿,又称按摩,是以中医理论为指导,运用手法或借助于一定的推拿工具作用于病人体表的特定部位或穴位来治疗疾病的一种方法。通常是医者运用自己的双手作用于病人的体表、受伤部位、不适之处、特定的腧穴,运用推、拿、按、摩、揉、捏、点、拍等形式多样的手法,达到疏通经络、推行气血、祛邪扶正、调和阴阳等作用。推拿是中国古老的医治伤病的方法,是目前中医学的一个组成部分。

推拿一词是由摩挲、按矫、按摩逐渐演变而来的。推拿疗法的起源,可以追溯至远古时期。那时的人们在生存竞争中遇到意外损伤时,发现用手按抚体表患处会缓解疼痛,从而逐渐发现其特殊的治疗作用,并在长期实践的过程中形成了这一独特的疗法。

(三)拔罐疗法

拔罐疗法,是以杯罐为工具,利用燃烧的热力,排去其中的空气,产生负压,使之吸着于皮肤,造成被拔部位的皮肤瘀血,以治疗疾病。适用于痹证、头痛、眩晕、月经病、目疾、丹毒等。

拔罐疗法在我国有着悠久的历史,早在成书于西汉的《五十二病方》中,就有关于角法的记载,晋代葛洪的《肘后备急方》里,也有角法的记载。所谓角法,是用挖空的兽角来吸拔脓疮的外治方法,类似于后世的火罐疗法。唐代王焘著的《外台秘要》,也曾介绍使用竹筒火罐来治病,如"取三指大青竹筒,长寸半,一头留节,无节头削令薄似剑,煮此筒子数沸,及热出筒,笼墨点处,按之良久,以刀弹破所角处,又煮筒子重角之,当出黄白赤水,次有脓出,亦有虫出者,数数如此角之,令恶物出尽,乃即除,当目明身轻也"。

目前常用的罐具种类较多,有竹罐、玻璃罐、抽气罐等。竹罐不仅取材方便、制作简单、轻便耐用,而且吸附力大,不仅可以用于肩背等肌肉丰满之处,还可应用于腕、踝、足背、手背、肩颈等皮薄肉少的部位。玻璃罐的优点是罐口光滑,质地透明,便于观察拔罐部位皮肤充血、瘀血程度,从而掌握留罐时间,是目前临床应用最广泛的罐具,特别适用于走罐、闪罐、刺络拔罐及留针拔罐;缺点是导热快,易烫伤,容易破损。抽气罐不用火、电,排除了隐患且不会烫伤皮肤,操作简便,可普遍用于个人和家庭的自我医疗保健,是目前较普及的新型拔罐器;缺点是无火罐的温热刺激。

(四)刮痧疗法

刮痧疗法,是用边缘光滑的羊角、牛角片,或嫩竹板、瓷器片、小汤匙、铜钱、硬币、纽扣等工具,蘸润滑油,或清水,或药液、药油在体表部位进行反复刮动,以治疗"痧证"及中暑、感冒、喉痛、腹痛、吐泻、头昏脑胀等的方法。因其具有简、便、廉、效的特点,已广泛应用于内科、外科、妇科、儿科等科病症的治疗及保健领域。尤其适宜于疼痛性疾病、骨关节退行性疾病,如颈椎病、肩周炎;对于感冒发热、咳嗽等呼吸系统疾病,临床可配合应用拔罐疗法;对于痤疮、黄褐斑等损容性疾病可配合针灸、刺络放血等;还适用于亚健康、慢性疲劳综合征等。

刮痧疗法是临床常用的一种简易治疗方法,流传甚久。《保赤推拿法》记载"刮者,医指挨儿皮肤,略加力而下也"。元、明时期,有较多的刮痧疗法记载,并称为"夏法"。到了清代,有关刮痧的描述更为详细。如郭志邃《痧胀玉衡》载有"刮痧法,背脊颈骨上下,又胸前胁背肩臂痧,用铜钱蘸香油刮之"。再如吴尚先《理瀹骈文》载有"阳痧腹痛,莫妙以瓷调羹蘸香油刮背,盖五脏之系,咸在于背,刮之则邪气随降,病自松解"。由于刮痧疗法无需药物,见效也快,故现仍在民间应用广泛,我国南方地区更为流行。

刮痧工具的材质不固定,形式多样,许多日常用具均可以作为刮痧工具使用,如铜钱、银元、瓷汤勺、嫩竹板、棉纱线、蚌壳等,还有树脂、硅胶等材料所制成的刮痧工具。现代常用的刮痧工具包括刮痧板和刮痧油。刮痧板有牛角类、玉石类、砭石类,牛角类临床上尤以水牛角为多;砭石采用的是泗滨浮石;玉石触感舒适,便于持握,适宜面部刮痧。刮痧油有液体类和乳膏类,液体类主要有凉开水、植物油、药油等;乳膏类可选用质地细腻的膏状物质,如凡士林、润肤霜、蛇油、扶他林乳膏等。

(五)用　药

中药是中医治病的主要方法,为中国传统医药学所特有的药物,主要由植物药、动物药和矿物药组成。因植物药占中药的大多数,所以中药也称中草药。我国现存最早的一部药学专著是《神农本草经》,唐代由官方颁布的《新修本草》是世界上最早的药典,明代李时珍的《本草纲目》总结了16世纪以前的药物经验,对药物学的发展做出了重大的贡献。

中国医药学已有数千年的历史,是我国人民长期同疾病作斗争的经验总结,对中华民族的繁荣昌盛做出了巨大的贡献。三国嵇康《养生论》中有"故神农曰:上药养命,中药养性者,诚知性命之理,因辅养以通也"。晋代张华《博物志》中有"中药养性,谓合欢蠲忿,萱草忘忧也"。很多中草药的疗效不但经受住了长期医疗实践的检验,而且也已被现代科学研究所证实。

中药药膳发源于我国传统的饮食和中医食疗文化,可分为食疗中药和食疗药膳。食疗中药是指具有防治疾病或保健康复作用的食物,包括谷物、水果、蔬菜、调料、禽兽、水产等;食疗药膳是指由具有治疗作用的药物、食物和调料配制而成的膳食。总的来说,药膳既可单独由食用中药加工制成,又可以中药材和食物为原料,按照一定的组方加工、烹调而成。

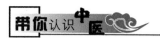

第三章　中医核心基础理论

第一节　阴阳学说

古代中医的核心理论是阴阳五行。阴阳五行是阴阳学说和五行学说的总称，是古人用以认识自然和解释自然现象的一种世界观和方法论，是我国古典哲学的核心，为古代朴素的唯物哲学。

阴阳学说，是在阴阳概念基础上建立起来的中医学基本理论。阴阳学说认为阴阳对立统一、消长转化、相反相成的关系贯穿于自然与人体等一切事物之中，是人体生理和病理发生、发展、变化的根源及规律。我国古代的医家在长期的医疗实践中，将阴阳的概念运用于医学领域，以说明人类生命的起源，人体的组织结构、生理功能和病理变化，并指导疾病的诊断和治疗等，由此，形成了中医学的阴阳学说。

一、阴阳的基本概念

(一)阴阳的含义

阴阳最初的含义仅指日光的向背，即向日为阳，背日为阴。后来阴阳的含义逐渐被引申扩大，如向日光处温暖、明亮；背日光处寒冷、晦暗。于是古人就把光明与黑暗、温暖与寒冷分属阴阳。这时的阴阳不再特指日光的向背，而成为具有相对属性的事物或现象的抽象概念。

(二)事物或现象阴阳属性的划分

古人在长期的生活实践中发现,水与火的特性最具有阴阳的代表性,因此,水与火也就成了划分阴阳属性的参考标准。把剧烈运动的、外向的、上升的、温热的、明亮的、轻清的、兴奋的,统属于阳的范畴;把相对静止的、内守的、下降的、寒冷的、晦暗的、重浊的、抑制的,统属于阴的范畴。

(三)阴阳的特性

阴阳的特性指阴阳的相关性、普遍性、相对性和可分性。不相关联的事物或现象,无法划分其阴阳属性,如左与上、寒与下等,这是阴阳的相关性。自然界一切事物或现象,都包含有阴阳相互对立的两个方面,这是阴阳的普遍性。随着特定条件的改变,事物的阴阳属性也将改变,即阴可转属为阳,阳也可转属为阴,这是阴阳的相对性。阴阳之中可以再分阴阳,如昼与夜,昼为阳,夜为阴;而上午和下午相对而言,上午阳气渐旺,为阳中之阳,下午阳气渐衰,为阳中之阴,这是阴阳的可分性。

二、阴阳学说的基本内容

阴阳学说的基本内容包括阴阳的交感互藏、对立制约、互根互用、消长平衡和相互转化。

(一)阴阳的交感互藏

阴阳的交感互藏,指阴阳二气在运动中相互发生作用。交感,是指自然界万物得以产生变化的根源和动力,如在自然界,天地之阴阳二气交合感应,风调雨顺,自然界万物得以化生。互藏,是指阴阳双方任何一方都包含着另一方,即阴中有阳,阳中有阴。

(二)阴阳的对立制约

阴阳的对立制约,指阴阳双方存在着相互对抗和制约的关系,而阴阳对立制约的结果,就是使事物达到动态平衡。如以自然界四时气候而言,春夏之所以温热,是因为春夏阳气上升,抑制了秋冬的寒凉之气;秋冬之所以寒凉,是因为秋冬阴气上升,抑制了春夏的温热之气。

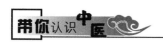

（三）阴阳的互根互用

阴阳的阴阳互根,指阴阳任何一方都不能脱离对立的一方而单独存在。阴阳互用,是指阴阳双方具有相互促进和助长的关系。阴阳的互根互用,是自然界事物的普遍规律。如果由于某种原因导致这种关系被破坏,就会导致"孤阴不生,孤阳不长",甚至导致"阴阳离决,精气乃绝"。

（四）阴阳的消长平衡

阴阳的消长平衡,指阴阳在不断的运动变化中维持着相对的平衡。以气候而言,从冬末至春再到夏,气候由寒转暖变为热,即是阴消阳长的过程;由夏末至秋再到冬,气候由热转凉变为寒,即是阳消阴长的过程。如果打破了阴阳之间相对的动态平衡,在自然界则出现异常的气化变化,人体则出现异常的病理状态。

（五）阴阳的相互转化

阴阳的相互转化,指阴阳双方在一定条件下,可各自向其相反的方向转化,即阴可以转化为阳,阳也可转化为阴。如自然界气候的变化,寒极生热,热极生寒。在疾病的发展过程中,也不乏阴阳转化的例子。如高热病人,突然面色苍白,四肢厥冷,脉微欲绝,这是由阳证转化成了阴证。

三、阴阳学说在中医学中的应用

（一）说明人体的组织结构

就部位而言,上部为阳,下部为阴;体表为阳,体内为阴;背为阳,腹为阴。以脏腑来说,六腑属阳,五脏属阴。就气血而言,气属阳,血属阴。就经络而言,肢体外侧为阳,肢体内侧为阴。所以《素问·宝命全形论》说"人生有形,不离阴阳"。

（二）说明人体的生理功能

人体的阴精是阳气的物质基础,精可化气,以推动、调节、控制机体各种功能的发挥;人体的阳气是阴精的能量表现,阳气运动可激发机体各种功能并促进阴精的化生。也就是说,没有物质就无以产生功能,而生理活动的结果,又不断促进物质的新陈代谢。

(三) 说明人体的病理变化

阳邪致病,可以使阳偏盛而阴伤,从而出现热证;阴邪致病,则使阴偏盛而阳伤,从而出现寒证。如人体的正气不足,就会出现阴阳偏衰的病理变化,若机体阴阳双方虚损到一定的程度,常可而出现阴损及阳或阳损及阴的病理变化,最终导致阴阳两虚。

(四) 指导疾病的诊断

《素问·阴阳应象大论》有"善诊者,察色按脉,先别阴阳"。以色泽分阴阳,色泽鲜明者为阳,色泽晦暗者为阴。以声息分阴阳,声高有力者属阳,声低气怯者属阴。以证分阴阳,表证、热证、实证为阳,里证、虚证、寒证为阴。以脉象分阴阳,浮、数、实等脉为阳,沉、迟、虚、涩等脉为阴。

(五) 指导疾病的治疗

《素问·至真要大论》有"谨查阴阳所在而调之,以平为期"。阴阳偏盛,表现出亢奋有余的病理变化,治疗宜用"损其有余"的原则。阴阳偏衰,表现出衰退不足的病理变化,治疗宜用"补其不足"的原则。如阴阳互损,表现出阴阳两虚的病理变化,治疗宜用"阴阳双补"的原则。

(六) 指导养生防病

人生活在自然界,外界环境中的阴阳消长,势必影响人体内阴阳的变化。也就是说,养生的关键就是"法于阴阳"。《素问·四气调神大论》中有"春夏养阳,秋冬养阴",即是说春夏季节要保养阳气,秋冬季节需固护阴精,以顺应四时,调节阴阳,维持人体内外环境的统一,达到养生、防病、延年的目的。

(七) 归纳药物的性能

中医治疗疾病,就是根据阴阳的偏盛偏衰,确定需要的治疗原则,再结合药物的阴阳属性和作用,选择相应的治疗药物。而药物的性能,都可以用阴阳来加以概括。如四气中,温热属阳,寒凉属阴;如五味中,辛甘属阳,酸苦咸属阴;如升降浮沉中,升浮属阳,沉降属阴。

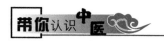

第二节　五行学说

五行学说,是将古代哲学理论中以木、火、土、金、水 5 类物质的特性及其生克制化规律来认识、解释自然的系统结构和方法论运用到中医学而建立的中医基本理论。它用以解释人体内脏之间的相互关系,脏腑组织器官的属性、运动变化及人体与外界环境的关系,从而成为指导疾病诊断和防治的一种中医独特的理论方法。

一、五行的基本概念

(一)五行的含义

五行,是指木、火、土、金、水 5 种物质及其运动变化。这 5 种物质的运动和变化,促进了自然界事物的发生、发展和变化。

(二)五行的特性

1. 木的特性

木曰曲直,指树木的枝条具有生长、柔和、能屈又能伸的特性。引申为凡具有生长、升发、条达、舒畅等性质或作用的事物和现象,均属于木。

2. 火的特性

火曰炎上,指火具有炎热、上升、光明的特性。引申为凡具有温热、升腾、光明等作用或性质的事物和现象,均属于火。

3. 土的特性

土曰稼穑,指农作物的播种与收获。引申为凡具有生化、承载、受纳等性质或作用的事物和现象,均属于土。

4. 金的特性

金曰从革,是指金质地沉重而坚硬,既可做兵器用以杀戮,又有顺从人意而更改的柔和之性。引申为凡具有沉降、肃杀、收敛、洁净等性质或作用的事物和现象,均属于金。

5.水的特性

水曰润下,是指水具有滋润和向下的特性。引申为凡具有寒凉、向下、滋润、闭藏等性质或作用的事物和现象,均属于水。

(三)事物属性的五行归类

以自然界中的方位配五行,日出东方,与木之升发特性相类似,故东方归属于木;南方炎热,与火的特性相类似,故南方归属于火。以人体的五脏、六腑、五官、五体、五志配五行,如肝属木,肝与胆相表里,肝主筋,在窍为目,在志为怒,在液为泪,因此可推演胆、筋、目、怒、泪皆归属于木,其余可依次类推。

二、五行学说的基本内容

五行学说的基本内容包括五行的相生、相克、相乘和相侮。相生、相克代表事物和现象之间的正常关系;相乘、相侮代表五行相克关系时失常,或事物和现象之间的异常关系。

(一)相生

相生,指木、火、土、金、水五行之间存在着有序滋生、助长和促进的关系。相生的次序是:木生火,火生土,土生金,金生水,水生木。

(二)相克

相克,指木、火、土、金、水五行之间存在着有序克制、抑制和制约的关系。相克的次序是:木克土,土克水,水克火,火克金,金克木。

(三)相乘

相乘,指五行中某一行对其所胜一行的过度克制。相乘次序与相克次序是一致的,即木乘土,土乘水,水乘火,火乘金,金乘木。

(四)相侮

相侮,指五行中某一行对其所不胜一行的反向克制。相侮次序与相克次序是相反的,即木侮金,金侮火,火侮水,水侮土,土侮木。

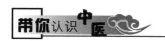

三、五行学说在中医学中的应用

(一)说明五脏的生理功能

木生发和条达,肝具有疏泄功能,故肝属木;火温热而炎上,心推动血行,温养全身,故心属火;土生化和承载,脾为气血生化之源,故脾属土;金清洁和肃降,肺以肃降为顺,故肺属金;水滋润和下行,肾藏精、主水、主纳气,故肾属水。

(二)说明五脏间的相互关系

肾水之精养肝,肝木藏血济心,心火之热温脾,脾土运化水谷充肺,肺金清肃下行助肾,这是五脏相互滋生的关系。肺金清肃下行,抑制肝木升发太过;肝木条达,疏泄脾土的壅滞;脾土运化,制止肾水泛滥;肾水滋润,防止心火亢盛;心火温热,制约肺金清肃太过:这是五脏相互制约的关系。

(三)说明五脏病变的相互影响

"母病及子"和"子病及母",是相生关系的传变。若脾气虚弱,以致肺气不足,即属"母病及子";若心火亢盛,引动肝火,即属"子病及母"。"相乘"和"相侮",是相克关系的传变。若木气过亢,犯胃乘脾,即属木乘土;若肝过于旺盛,上逆影响肺,即属木侮金。

(四)指导疾病的诊断

人体是一个有机的整体,当内脏有病时,可以反映到体表相应的组织器官,使之出现色泽、声音、形态、脉象等方面的异常。如面色青,喜食酸,脉弦,其病多在肝;面色红,口味苦,脉洪数,多为心火亢盛;脾虚病人,若面见青色,为木来乘土,是肝亢乘脾;心脏病病人,若面见黑色,为水来乘火,多为肾水凌心。

(五)指导疾病的治疗

1.控制疾病的传变

如肝气太过时,多侵犯脾胃,治疗时除疏肝、平肝之外,还应健脾护胃,以防肝病传至脾胃。《难经·七十七难》中有"见肝之病,则知肝当传之于脾,故先实其脾气"，即属控制疾病的传变。

2. 确定治则治法

"虚则补其母"和"实则泻其子"是根据相生规律确定的治则,治疗方法有滋水涵木法、培土生金法、金水相生法、益火补土法等。"抑强"和"扶弱",是根据相克规律确定的治则,治疗方法有抑木扶土法、佐金平木法、培土制水法、泻南补北法等。

3. 指导脏腑用药

如青色、酸味入肝;赤色、苦味入心;黄色、甘味入脾;白色、辛味入肺;黑色、咸味入肾。临床上可根据不同脏腑的病证,选择不同颜色和味道的药物,也可以结合饮食之五味调护疾病。如肝阴不足,可多食酸味食物;肾虚水泛,当少食咸味食物。

4. 指导针灸取穴

治疗脏腑虚证时,根据"虚则补其母"的原则,可用补法针刺母经的穴位。而治疗脏腑实证时,根据"实则泻其子"的原则,可用泻法针刺子经的穴位。通过补虚泻实,可调整阴阳,恢复脏腑的正常生理功能。

5. 指导情志疾病的治疗

如怒伤肝,导致了肝气上逆,根据五行中的"金克木",则悲可以胜怒,可用使其悲伤的方法来治疗;再如思伤脾,导致了气机郁结,根据五行中的"木克土",则怒可以胜思,可用使其发怒的方法来治疗。

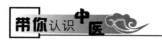

第四章 中药、方剂基本知识

第一节 中药基本知识

中药是我国人民在长期的医疗实践中积累起来的,且由于其来源以植物性药材居多,使用也最普遍,所以古来相沿把其称为"本草"。及至近代,随着西方医药学在我国的传播,本草学逐渐被改称为中药学。《神农本草经》是我国现存最早的一部药物学专著,该书共载药物 365 种,系统地总结了汉以前的药物学成就,对后世药物学的发展具有深远影响。唐代苏敬等编写的《新修本草》,是我国历史上第一部官修本草,它不仅反映了唐代药物学的最高成就,而且对中外、后世药物学的发展也有深远的影响。明代李时珍的《本草纲目》,载药 1892 种,附图 1109 幅,对中国医药学的发展有着重大的贡献。

一、中药相关术语

(一)中 药

中药是我国人民在中医基础理论指导下认识和使用的药物,有着独特的理论体系和应用形式,能反映我国历史、资源等特点,包括中药材、中药饮片和中成药等。我国劳动人民在长期与疾病作斗争的过程中,通过实践,不断认识和积累了丰富的医药知识。由于太古时期文字未兴,这些知识只能依靠师承口授,后来有了文字,便逐渐记录下来,出现了医药书籍。

(二) 中药材

中药材指经过采收可作为中药使用,但未经过加工炮制的药物。传统中药材讲究使用道地药材。一般认为道地药材是在一特定自然条件、生态环境的地域内所产的药材,生产较为集中,栽培技术、采收、加工也都有一定的讲究。我国对于这些宝贵资源的开发与有效利用,已有悠久的历史。这些资源也是中国医药学发展的物质基础,千百年来,作为防治疾病的主要物质,对保障人民身体健康有着重要的作用。

(三) 饮 片

饮片指初步加工或经过炮制后达到质量标准,直接用于配方的中药。饮片是中医药的精华所在,也是中医用药的特点和优势。中药经过不同的方法加工炮制,其药性和功效会变得不同,而在不同变化的背后,有着深刻的科学内涵。如中药炮制时,常有酒制升提,姜制发散,入盐走肾,米泔水制去燥和中,乳制滋润助生阴血,蜜炙甘缓,土炮补脾,麸皮制酸,甘草渍曝而降毒。正是这些巧妙的炮制方法,达到了改变药性,减轻毒性,提高疗效的目的。

(四) 中成药

中成药指在中医药理论指导下,以饮片为原料,按处方标准,依据药材的理化性质制成一定剂型的现成制剂。它是我国历代医药学家经过千百年医疗实践创造、总结的有效方剂的精华,具有便于携带、使用方便等特点。中成药分内服、外用和注射。内服中成药的常用剂型为丸剂、散剂、颗粒剂、片剂、胶囊剂等,外用中成药的常用剂型有膏贴剂、搽剂、栓剂、滴鼻剂、滴眼剂、气雾剂等。

(五) 民族药

民族药指我国各民族应用的天然药物,具有鲜明的地域性和民族传统。据初步统计,全国有近 80% 的民族有自己的民族药物。《中国民族药志》是在全面调查和收集我国少数民族所用药物的基础上选编而成的民族药的荟萃。《中药大辞典》包含的民族药有藏药 404 种、傣药 400 种、蒙药 323 种、彝药 324 种和畲药 200 种。

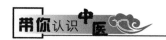

(六)草　药

草药指那些经典本草尚未记载,只在某一区域流传,或民间医生习用的药物。汉代刘向《说苑·建本》中有"锐金石,杂草药,以攻疾苦"。宋代沈括《梦溪笔谈》中有"古法采草药多用二月、八月,此殊未当。但二月草已芽,八月苗未枯,采掇者易辨识耳,在药则未为良时"。清代吴敏树《杂说》中有"又有号草药者,俗相传取诸草,名不在《本草经》者,以治疾,尤有奇效"。

二、中药的性能

中药的性能是中医药理论对中药作用、性质和特征的高度概括,其内容主要包括四气、五味、升降浮沉、归经和毒性等。

(一)四　气

四气又称四性,指药物所具有的寒、热、温、凉 4 种药性。寒凉药多具有清热泻火、凉血解毒、泻热通便、滋阴除蒸、清热利尿、清心开窍、凉肝熄风等功效,适用于热证、阳证。温热药多具有温里散寒、补火助阳、暖肝散结、温阳利水、温经散寒、回阳救逆等功效,适用于寒证、阴证。

(二)五　味

五味,指中药具有的酸、苦、甘、辛、咸等药味。酸味药具有收敛固涩的功效,适用于各种耗散滑脱证;苦味药具有泻下通便、降泄止咳、清热泻火、燥湿等作用,适用于湿热寒湿、大便秘结、咳嗽气喘等病证;甘味药具有补虚和中、缓急止痛、调和药性等作用,适用于虚证、脾胃不和、拘急疼痛等病证;辛味药具有发散、行气、活血等功效,适用于表证、气滞、血瘀等病证;咸味药具有软坚散结、泻下通便的功效,适用于瘰疬、痞块、便秘等病证。

(三)升降浮沉

升降浮沉,指药物在机体内的作用趋向。升浮药多具有升阳、发表、催吐、开窍等功效;沉降药多具有清热泻下、泻下通便、降逆止呕、止咳平喘、利水渗湿等功效。影响中药升降浮沉的关键因素是炮制和配伍。

(四)归 经

归经,指中药对人体某部分的选择性作用。掌握归经理论,有助于提高用药的准确性,如治肺热咳喘,可选归肺经而善清肺热的黄芩。掌握归经理论,还有助于区别功效类似的药物,如羌活、白芷、柴胡,由于其归经不同,所治头痛的类型也不同。

(五)毒 性

毒性,古代指药物的偏性或药物毒副作用大小,现在指药物对机体所产生的严重不良反应和损害性反应。产生中药中毒的原因,除药物本身的毒性外,还与剂量过大、炮制不当及配伍失宜关系重大。

三、中药的使用

(一)配 伍

配伍,是指两种以上的药物配合使用,目的是增强药物的疗效,降低或消除其毒副作用,使用药安全。古人将药物的配伍关系总结为"七情",内容包括单行、相须、相使、相畏、相杀、相恶和相反。

单行,指单用一味药治疗疾病,如独参汤。

相须,指两种以上性能功效类似的药物配合应用,能明显增强原有疗效,如麻黄配桂枝。

相使,即在功效方面有某种共性的药物合用后,能够提高主药的疗效,如黄芪配茯苓。

相畏,即一种药物的毒性反应或副作用,能被另一种药物减轻或消除,如半夏畏生姜。

相杀,即一种药物能减轻或消除另一种药物的毒性反应或副作用,如生姜杀半夏。

相恶,即两种药物合用,各自的性能相互牵制,而使原有的疗效降低甚至丧失,如人参恶莱菔子。

相反,即两种药物合用能产生毒性反应或副作用,如"十八反"和"十九畏"。

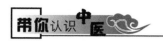

（二）用药禁忌

用药禁忌，是指病人在用药期间不宜或不可使用的药物或食物。掌握中药的用药禁忌，可提高临床疗效，避免毒副作用的产生。常用的用药禁忌有配伍禁忌、妊娠禁忌、证候禁忌、饮食禁忌等。

配伍禁忌，指根据用药法度，应避免在同一方中合用的药物。目前公认的配伍禁忌是"十八反"和"十九畏"。妊娠禁忌，指对母体胎儿不安全及不利于优生优育的药物。证候禁忌，指某类病证应避免使用某种或某类药物。饮食禁忌，指在服药期间不能食用的食物，一般在服药期间，均应忌食生冷、油腻、辛热、膻腥、刺激性等有碍脾胃运化的食物。

（三）煎服方法

汤剂是中药最常用的剂型，而煎服方法得当与否，直接影响到药物的疗效。中医历来重视中药的煎服方法，对煎药用具、煎药用水、煎药火候等均有一定的要求。

1. 一般汤剂煎煮法

煎药用具常用砂锅，忌用铜、铁、铝等制成的金属器皿。煎药用水，以水质纯净为原则，用水量以水浸过药面 3 cm 为度。煎药火候，先大火煮沸后小火熬煎，即先武火后文火。煎药时间，一般 30 min 左右，如果是解表及芳香类药物，以 15 min 为宜；如果是矿物、贝壳类、有毒及味厚的滋补类，以 40 min 为宜。煎出药量，以 200 ~ 250 mL 为宜。

2. 特殊药物的煎煮

介壳、矿物类及毒副作用较强的药物，应先煎；气味芳香及久煎易破坏有效成分的药物，应后下；花粉、细小种子、绒毛类及黏液质多的药物，应包煎；胶质、黏性大且易溶化的药物，应烊化；某些贵重药物，应另炖；贵重类、有效成分难溶于水、遇高热易产生毒性、入水即化及汁液性药物，应冲服；有效成分易溶于水及久煎易破坏药效的药物，应泡服；质地轻、用量大、体积大、吸水量大的药物，应煎汤代水服。

3. 中药的服用方法

服药次数：一般每日 1 剂，病缓者 2 日 1 剂，病急者每日 2 剂，急重者隔 4 h 服 1 次，呕吐者或小儿少量频服。服药时间：一般药物饭后服，滋补药宜饭前服，驱虫和泻下药宜空腹服，安眠药宜睡前服，健胃药宜饭后服，急病不拘时服。服药温度：一般宜温服，但解表药偏热服，服后需盖衣被，或进热粥以助汗出；寒证用热药宜热服;热证用寒药宜冷服。

四、常用的中药

(一) 解表药

本类药能发散表邪,以治疗表证为主。根据其性能特点及适应证的不同,可分为发散风寒药和发散风热药。

发散风寒药,适用于外感风寒表证。常用药有麻黄、桂枝、荆芥、防风、白芷、紫苏、生姜、香薷、羌活、细辛、苍耳子、辛夷、藁本等。

发散风热药,适用于外感风热或温病初起。常用药有薄荷、蝉蜕、柴胡、升麻、葛根、牛蒡子、桑叶、菊花等。

(二) 清热药

本类药以清解里热为主要功效,用来治疗里热证。根据其性能和适应证的不同,分为清热泻火药、清热燥湿药、清热解毒药、清热凉血药、清退虚热药。

清热泻火药,适用于邪在气分之实热证。常用药有石膏、知母、栀子、天花粉、夏枯草、决明子、淡竹叶、芦根等。

清热燥湿药,适用于湿热证及火热证。常用药有黄芩、黄连、黄柏、龙胆草、苦参、秦皮、白鲜皮等。

清热解毒药,适用于痈肿疔毒、丹毒、痄腮、热毒下痢、咽喉肿痛、虫蛇咬伤、癌肿、烧烫伤等,常用药有金银花、连翘、板蓝根、大青叶、鱼腥草、蒲公英、紫花地丁、穿心莲、白头翁等。

清热凉血药,适用于营分、血分之实热证。常用药有地黄、玄参、牡丹皮、赤芍、紫草、水牛角等。

清退虚热药,适用于肝肾阴虚所致的骨蒸潮热、手足心热、午后发热、虚烦不眠、遗精盗汗、舌红少苔、脉细数等。常用药有青蒿、地骨皮、白薇、银柴胡、胡黄连等。

(三) 泻下药

本类药能引起腹泻,或润滑大肠,促进排便,主要作用为泻下通便、清热泻火、逐水消肿等。根据其泻下作用强弱及适应证的不同,可分为攻下药、润下药及峻下

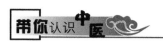

逐水药。

攻下药,攻下通便作用较强,兼能清热泻火,主要用于实热积滞、里热炽盛、大便秘结等里热实证。常用药有大黄、芒硝、番泻叶等。

润下药,多为植物种子或种仁,能润滑大肠,促进排便,主要适用于年老津亏、产后血虚、热病伤津及失血等所致的肠燥津枯便秘。常用药有火麻仁、郁李仁、松子仁等。

峻下逐水药,味苦,性寒,有毒,药力峻猛,适用于全身水肿、大腹胀满、停饮等正气未衰之证。常用药有甘遂、大戟、牵牛子、巴豆、芫花等。

(四)祛风湿药

本类药多辛香苦燥,以祛除湿邪、解除痹痛为主要功效,有的药物还兼有舒筋通络、散寒止痛、活血或补肝肾、强筋骨等作用。根据其性能和适应证的不同,分为祛风寒湿药、祛风湿清热药、祛风湿强筋骨药。

祛风寒湿药,味多辛、苦,性温,可祛风、散寒、除湿、止痛、通经络,主要用于风寒湿痹。常用药有独活、威灵仙、川乌、蕲蛇、木瓜等。

祛风湿清热药,味辛、苦,性寒,可祛风除湿、通络止痛、清热消肿,主要用于风湿热痹。常用药有秦艽、防己、桑枝等。

祛风湿强筋骨药,味甘、苦,性温,可祛风湿、补肝肾、强筋骨,主治风湿日久、肝肾虚损、腰膝酸软无力等。常用药有桑寄生、千年健、狗脊、五加皮等。

(五)芳香化湿药

本类药气味辛香温燥,具有运化湿浊、宣畅气机、醒脾和胃的功能,适用于湿浊内阻、脾运失常所致的脘腹痞满、呕吐泛酸、大便溏薄、食少体倦等。部分药物兼有解暑、温中、止呕、截疟等作用。常用药有藿香、砂仁、豆蔻、苍术、厚朴、佩兰等。

(六)利水渗湿药

本类药味多甘、淡,性苦,能通利水道、渗除水湿。根据其性能特点和适应证的不同,分为利水消肿药、利尿通淋药、利湿退黄药。

利水消肿药,味甘、淡,性平或微寒,主要用于水湿内停之水肿、小便不利,以及泄泻和痰饮等。常用药有茯苓、猪苓、泽泻、薏苡仁、香加皮等。

利尿通淋药,味多苦或甘、淡,性寒,以利尿通淋为主要作用,适用于小便短赤、热淋、血淋、石淋及膏淋等。常用药有车前子、滑石、木通、通草、海金沙、石韦、萆薢等。

利湿退黄药,味多苦,性寒,以利湿退黄为主要作用,主要用于湿热黄疸,证见目黄、身黄、小便黄等,部分药物还可用于湿疮痈肿等。常用药有茵陈、金钱草、虎杖等。

(七)温里药

本类药味辛,性温热,能驱散脏腑寒邪,适用于各种里实寒证,部分药物有助阳功效。因其归经不同主治也不同。入肺经者,能治肺寒痰饮证;入脾胃经者,能治外寒直中脾胃或脾胃虚寒证;入肝经者,能治寒凝肝脉;入肾经者,能治肾阳不足证;入心肾两经者,能治心肾阳虚及亡阳证。常用药有附子、干姜、肉桂、吴茱萸、小茴香、丁香、高良姜等。

(八)理气药

本类药味多辛,性温,具有疏理气机的作用,主治气滞证,症见胀满、痞闷、疼痛等。具体功效有理气调中、疏肝理气、理气宽胸、破气散结等。

入脾胃经,可治脾胃气滞证,如脘腹胀满、食欲缺乏、大便不调等;入肝经,可治肝气郁滞证,如情志不舒、胁肋胀痛、疝气疼痛等;入心肺经,可治肺中气滞证,如胸闷胸痛、咳嗽气喘等。常用药有陈皮、青皮、枳实、木香、川楝子、乌药、香附、薤白、大腹皮等。

(九)消食药

本类药味甘,性平,具有消食化积、健脾开胃的作用,主要用于食滞所致脘腹胀满、嗳腐吞酸、恶心呕吐、不思饮食、大便失常以及脾胃虚弱之消化不良等。使用消食药时,应根据食积的性质及其兼证,选择合适的药物。常用药有山楂、神曲、麦芽、鸡内金、莱菔子等。

(十)止血药

本类药以制止体内外出血为主要作用,适用于各种出血证。因其药性有寒、散、温、敛,其作用有凉血止血、化瘀止血、温经止血、收敛止血。

凉血止血药,味多甘、苦,性寒、凉,有凉血止血之效,主要适用于血热妄行的各种出血病证。病证以出血量多而色鲜红,伴心烦、口渴、便秘、尿黄等为特点。常用药有小蓟、槐花、地榆、侧柏叶、白茅根等。

化瘀止血药,味多苦,既善止血,又能化瘀,适用于瘀血内阻、血不循经的出血病证。病证以出血紫暗夹有血块,或疼痛固定不移,或有包块为特点。常用药有三七、茜草、蒲黄等。

温经止血药,性多温热,以温内脏、益脾阳、固冲脉而摄血为功用特点,适用于脾不统血,冲脉不固之虚寒性出血病证。病证以出血日久,色暗淡为特征。部分药物有温经散寒的作用。常用药有艾叶、炮姜、灶心土等。

收敛止血药,味涩,或为炭类,或质黏,性寒、凉或平,长于收敛止血,广泛用于各种出血症,以虚损和外伤性出血更为适宜。常用药有白及、仙鹤草、棕榈炭等。

(十一)活血化瘀药

本类药味多辛、苦,以通利血脉、促进血行、消散瘀血为主要作用,适用于一切瘀血之证。根据其作用强弱及特点的不同,可分为活血止痛药、活血通经药、活血疗伤药、破血逐瘀药。

活血止痛药,味辛走散,活血兼行气,具有良好的止痛作用,主治血瘀诸痛证,如头痛、胸腹痛、胁肋痛、产后瘀滞腹痛、风湿痹痛,以及跌打损伤、瘀肿疼痛等。常用药有川芎、延胡索、郁金、姜黄、乳香、没药、五灵脂等。

活血通经药,味多辛、苦,具有活血化瘀之功,尤善通畅经脉而调妇人经水,主治妇女月经不调、痛经、经闭及产后瘀滞腹痛等。常用药有丹参、红花、桃仁、益母草、泽兰、牛膝、鸡血藤等。

活血疗伤药,味多辛、苦、咸,能活血化瘀、消肿止痛、续经接骨、生肌敛疮,主要适用于跌打损伤、瘀肿疼痛、骨折筋损、金疮出血等伤科疾患。常用药有土鳖虫、马钱子、苏木、自然铜、骨碎补等。

破血逐瘀药,味多辛、苦,药性多峻猛,能破瘀血、消症积,主要用于时间长、程度重的症瘕积聚,也可用于血瘀经闭、瘀血肿痛等。常用药有三棱、莪术、水蛭、穿山甲等。

(十二)安神药

本类药物味甘,性寒凉,具有镇静安神和养心安神的作用,主要适用于心神不宁之证,症见心悸怔忡、失眠、健忘、多梦等。根据其性能的特点和适应证的不同,分为重镇安神药和养心安神药。

重镇安神药,多为矿石、化石及介壳类,以重镇安神、平惊定志为主,主要适用于心火炽盛、痰火扰心、肝郁化火及惊吓等引起的心神不宁、心悸失眠、癫狂等,部分药物兼有平肝潜阳的作用。常用药有朱砂、磁石、龙骨、珍珠等。

养心安神药,多为植物种仁,以滋养心肝、养阴补血、交通心肾而安神为主,主要适用于阴血不足、心脾两虚、心肾不交等所致的心悸怔忡、虚烦不眠、健忘多梦等。常用药有酸枣仁、柏子仁、灵芝、首乌藤等。

(十三) 平肝息风药

本类药物多为介类或虫类,具有平肝潜阳、息风止痉及镇静安神等作用,主要适用于肝阳上亢之头目眩晕、肝风内动之惊痫抽搐,以及小儿惊风、破伤风等。根据其性能和适应证的不同,分为平抑肝阳药和息风止痉药。

平抑肝阳药,具有平肝潜阳之功效及清肝热、安心神等作用,主要用于肝阳上亢之头晕目眩、头痛、耳鸣和肝火上攻之面赤、头痛头晕、烦躁易怒等。常用药有石决明、牡蛎、珍珠母、代赭石等。

息风止痉药,以息肝风、止痉抽为主要功效,主要适用于温热病热极动风、肝阳化风、血虚生风等所致的眩晕欲仆、项强肢颤、痉挛抽搐,以及癫痫、惊风等。常用药有羚羊角、地龙、牛黄、钩藤、天麻、全蝎、蜈蚣、僵蚕等。

(十四) 开窍药

本类药辛香走窜,能开窍醒神,以治疗闭证神昏为主要功效,适用于温病热陷心包、痰浊蒙蔽清窍之神昏谵语,以及惊风、癫痫、中风等卒然昏厥、痉挛抽搐等。部分药物兼有活血、行气、止痛、解毒等作用,又可治血瘀气滞之心腹疼痛,经闭症瘕,或跌打损伤、风湿痹痛、目赤咽肿、痈疽疔疮等。常用药有麝香、冰片、石菖蒲、苏合香等。

(十五) 化痰止咳平喘药

本类药物味多辛、苦,能宣降肺气、化痰止咳平喘。根据其药性及临床应用的不同,可分为温化寒痰药、清化热痰药和止咳平喘药。

温化寒痰药,味多辛、苦,性多温燥,有温肺祛痰或祛湿化痰之功,主要适用于寒痰证及湿痰证。症见咳嗽气喘、痰多色白,或肢体麻木、阴疽流注、疮痈肿毒等。常用药有半夏、天南星、白附子、白芥子、旋覆花等。

清化热痰药,性多寒、凉,有清化热痰之效,主要适用于热痰证,症见咳嗽气喘、痰黄质稠,还可用于痰火郁结之瘰疬、瘿瘤等。常用药有川贝母、浙贝母、前胡、桔梗、瓜蒌、竹茹、竹沥、胖大海等。

止咳平喘药,味辛或苦或甘,性温或寒。止咳平喘之机理有宣肺、清肺、降肺、敛肺及化痰之别。主要用于各种原因所致的咳嗽、喘息。常用药有苦杏仁、紫苏子、百部、紫菀、款冬花、枇杷叶、桑白皮等。

(十六) 补虚药

本类药物味多甘,能补益正气,纠正人体气血阴阳之不足,以治疗虚证为主要功效。根据其性能特点及临床应用的不同,可分为补气药、补阳药、补血药、补阴药。

补气药,味多甘温或甘平,能补益脏腑之气,提高脏腑的功能,适用于气虚证。气虚证以肺气虚和脾气虚为多见。脾气虚症见神疲倦怠、面色萎黄、脘腹虚胀等,肺气虚症见少气懒言、语声低微、易出虚汗等。常用药有人参、西洋参、党参、太子参、黄芪、山药、大枣等。

补阳药,味多甘、辛、咸,性多温、热,主要具有补肾阳的作用,适用于肾阳虚证,症见畏寒肢冷、腰膝酸软、遗尿尿频、宫寒不孕等。部分药物兼有补精血、强筋骨和祛风除湿的作用。常用药有鹿茸、巴戟天、淫羊藿、仙茅、杜仲、补骨脂、菟丝子、益智仁、肉苁蓉、冬虫夏草等。

补血药,味多甘,性温,质润,以滋补生血为主要作用,适用于血虚证,症见面色萎黄、唇甲苍白、眩晕耳鸣、心悸怔忡、失眠健忘、月经量少色淡甚则闭经等。常用药有当归、熟地黄、白芍、何首乌、阿胶、龙眼肉等。

补阴药,味多甘,性寒,质润,具有滋养阴液、生津润燥的作用,适用于阴虚证。阴虚证尤以肺、胃、脾、肝、肾、心等脏腑阴虚为多见。肺阴虚症见口燥咽干等,胃阴虚症见舌绛便干等,肝阴虚症见两目干涩等,肾阴虚症见腰膝酸软等,心阴虚症见心悸怔忡等。常用药有沙参、百合、麦冬、枸杞、石斛、玉竹、龟甲、鳖甲、黄精等。

(十七) 收涩药

本类药物味多酸、涩,性温或平,能收敛固涩,适用于久病体虚、正气不固、脏腑功能衰退所致的滑脱不禁等。根据其药性及临床应用的不同,可分为固表止汗药、敛肺涩肠药、固精缩尿止带药。

固表止汗药,味多甘、平,性涩,有固表止汗之功,临床常用于气虚自汗和阴虚盗汗等。治自汗常与补气药同用,治盗汗常与补阴药同用。常用药有麻黄根、浮小麦等。

敛肺涩肠药,酸涩收敛,具有敛肺止咳和涩肠止泻等作用。常用药有五味子、乌梅、五倍子、罂粟壳、诃子、肉豆蔻等。

固精缩尿止带药,酸涩收敛,具有固精、缩尿、止带的作用,适用于遗精滑精、遗尿尿频、带下清稀等,常与补肾药同用。常用药有山茱萸、覆盆子、金樱子、桑螵蛸、海螵蛸等。

(十八)驱虫药

本类药物以驱除或杀灭人体寄生虫为主要功效,用于治疗各种虫证。某些药物兼有消积、行气、利水、润肠、止痒等作用,可用于食积、疳积、气滞、水肿、便秘、疥癣瘙痒等。常用药有使君子、槟榔、苦楝皮、南瓜子、雷丸等。

(十九)外用药

本类药物以外用为主,有解毒消肿、杀虫止痒、化腐排脓、敛疮生肌等功效。根据临床应用不同,可分为攻毒杀虫止痒药、拔毒化腐生肌药。

攻毒杀虫止痒药,以攻毒疗疮、杀虫止痒为主要功效,主要适用于外科、皮肤科及五官科的某些病症,如疔毒、疥癣、湿疹、虫蛇咬伤、癌肿等。常用药有硫黄、蛇床子、白矾等。

拔毒化腐生肌药,以拔毒排脓、生肌敛疮为主要功效,适用于痈疽、疮疡溃后脓出不畅,伤口不愈,还可用于癌肿、疔毒、疥癣、口疮、喉证、目翳等。常用药有炉甘石、硼砂、砒石等。

第二节　方剂基本知识

方剂是在辨证立法的基础上,遵循中药的配伍原则,有目的、有法度地运用药物,酌定用量,妥善配伍组成的,有特定剂型用法的中医处方。方剂作为理法方药的重要组成部分,一直是中医防治疾病的主要工具。

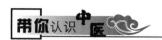

一、方剂的组成

方以药成,但方剂不是随意选择药物,也不是简单的药物相加,而是根据病情需要,按照合理的配伍原则,选择合适的药物,规定必须的剂量组合而成。方剂一般由君药、臣药、佐药、使药4部分组成。方剂中药物君、臣、佐、使的设定,主要是以选择的药物在方剂中所起作用的主次为依据。臣药、佐药、使药不是每方必备,每味药也不是只任一职,但君药必不可少,它是方中的核心部分。

君药:针对主病或主证起主要治疗作用。君药是方剂的核心,药力最强,药味较少,用量一般较大。

臣药:一是辅助君药加强其疗效,二是针对兼证起主要治疗作用。臣药药味一般比君药多,药力与药量比君药小。臣药与君药协同增效,构成方剂的主要配伍关系。

佐药:一是佐助,即协助君药、臣药加强治疗作用,或直接治疗次要症状;二是佐制,即消除或减轻君药、臣药的毒性,或制约其峻烈之性;三是反佐,即与君药药性相反,又能在治疗中起相成的作用。

使药:一是引经,即引导方中药物直达病所;二是调和,即调和方中诸药性能,协调诸药的相互作用,如方剂中常用的甘草、大枣等。

二、方剂的变化

方剂的组成既有规律性,又有灵活性,在临床应用时应随病证的变化,病人体质的强弱、年龄的大小,地域和时令的不同,相应地作加减变化,才能提高治疗功效。方剂的变化主要有药味加减变化、药量加减变化和剂型更换变化。

（一）药味加减变化

药味加减变化,又称"随证加减",是指在主证病机、君药不变的前提下,随兼证或次要病症的变化,而相应地增加或减少方中次要药物。当方剂中出现药物加减变化时,必然导致方剂功效的改变。如麻黄汤主治外感风寒表实证,重在发汗解表。麻黄汤去桂枝,则为三拗汤,其发汗力弱,主宣肺散寒、止咳平喘。

（二）药量加减变化

药量加减变化，是指在方剂的组成药物不变的前提下，仅通过增大或减小方中药物的用量，以改变原方功用强弱，甚至改变原方功用主治。如四逆汤与通脉四逆汤，两方均由附子、干姜和炙甘草组成。但后方干姜、附子用量较大，其药力大增。故前方主治阴盛阳微，有回阳救逆之功效；后方主治阴盛格阳，可回阳逐阴、通脉救逆。

（三）剂型更换变化

剂型更换变化，是指在方剂组成药物及用量配比不变的基础上，随主证轻重缓急的变化而配制不同的剂型，以改变功效快慢与药力峻缓。如理中丸由干姜、白术、人参和甘草组成，炼蜜为丸，可治脾胃虚寒证，作用慢而力缓，适用于病情较轻或缓者，若改为汤剂，则作用快而力峻，适用于病情较重而急者。

三、常用的剂型

中药剂型种类繁多，既有丸剂、散剂、膏剂、丹剂等传统剂型，又有针剂、片剂、冲剂、胶囊剂等现代剂型。其中，最常用的是汤剂、丸剂、散剂、膏剂、丹剂、酒剂、片剂、冲剂、口服剂、胶囊剂、注射剂等。合适的剂型，能发挥药物的最佳疗效，减少其毒副作用，便于使用、贮存和运输。

（一）汤剂

汤剂是用药物配组成方后，加水浸泡后煎煮，去渣取汁制成的液体剂型，主要为内服，外用可洗浴、熏蒸、含漱等。汤剂是我国应用最早的、最广泛的一种剂型，目前仍为中医临床应用的重要剂型之一。汤剂主要的优点是能适应中医辨证论治的需要，有利于充分发挥药物成分的多效性和综合性作用，吸收快，能迅速发挥药效，无刺激性及副作用，制备简单易行等。但是汤剂也存在一些不足之处，如煎液体积较大、味苦，服用、携带不方便，不宜大量制备，也不利于及时抢救危重病人，易发霉、发酵，不能久贮等。

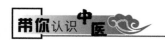

（二）丸剂

丸剂是用药物细粉或药物提取物,加黏合剂或辅料制成的圆粒状固体剂型。丸剂吸收缓慢,药力持久,体积小,便于服用、携带及贮存。一般适用于慢性、虚弱性疾病。常见的丸剂有蜜丸、水丸、浓缩丸等。蜜丸是药物细粉用蜂蜜作黏合剂制成的丸剂,如安宫牛黄丸、八珍益母丸等;水丸是将药物细粉用冷开水、药汁或其他液体作黏合剂制成的小球形干燥丸剂,如木香顺气丸、加味保和丸等;浓缩丸是将部分药物的提取液浓缩成膏,与某些药物的细粉用水、蜂蜜作黏合剂制成的丸剂,如安神补心丸、舒肝止痛丸等。

（三）散剂

散剂是指将药物研成粉末后使用,有内服、外用2种。用水、茶、汤等冲服,或用水煎服的散剂称为内服散剂;直接撒布或敷患处,或用于点眼、吹喉的散剂称为外用散剂。散剂有制作简单,便于服用、携带,节约药物和不易变质等优点,早在《黄帝内经》中就有应用散剂治疗疾病的记载。散剂至今仍是中医常用的治疗剂型。常用的中医散剂有七厘散、如意金黄散、龙血竭散等。

（四）膏剂

膏剂指将药物用水或植物油煎熬浓缩而成的膏状剂型,有内服、外用2种。内服膏剂是将药物反复煎熬,微火浓缩后用冰糖或蜂蜜收膏而成,多用于滋补。常用的内服膏剂有流浸膏、浸膏和煎膏,如益母草流浸膏、紫珠草浸膏、参芪煎膏等。外用膏剂有软膏和硬膏,是用油类将药物煎熬,去渣后加入黄丹或白蜡等收膏,常用于治疗疮疡或风寒痹痛等。常用的软膏有三黄软膏、穿心莲软膏等,常用的硬膏有止咳平喘膏、复方百部膏等。

（五）丹剂

丹剂一般指用水银、白矾、硫黄等多种矿物质经加热升华而成的制品。丹剂具有剂量小、作用大、含矿物质的特点,一般多作外用,主要用于外科疮疡、痈疽、瘰疬等,如白降丹、三仙丹、九一丹等。另外,中医师也将疗效突出的散剂、丸剂、锭剂等称为丹剂,取灵丹妙药之意,如紫雪丹、人丹、大活络丹等,所以,丹剂并非是一种固定的剂型。

(六)酒剂

酒剂,又称药酒,是用白酒或黄酒浸出药物有效成分的澄清液体剂型,具有温经散寒、活血通络、容易吸收、易于发散的特点,可供内服或外用。多用于体虚补养、风湿痹痛、跌打损伤等,如风湿药酒、十全大补酒等,但小儿、孕妇、心脏病及高血压病人不宜服用。酒剂可用浸渍、渗漉、回流等方法制备,应分装在洁净干燥的玻璃瓶中密封,置阴凉处贮存。

(七)片剂

片剂是指药材细粉或药材提取后与辅料混合压制而成的片状剂型,由原药、填料、吸附剂、黏结剂、润滑剂、分散剂、润湿剂、崩解剂、香料、色料等组成。主要供内服,适用于多种疾病,特点是用量准确,质量稳定,产量高,成本低,体积小,便于贮存和运输。片剂的种类主要有普通压制片、包衣片、糖衣片、薄膜衣片、肠溶衣片、泡腾片、咀嚼片、多层片、分散片、舌下片、口含片、植入片、溶液片、缓释片等。常用的片剂有桑菊感冒片、黄连上清片、通窍鼻炎片等。

(八)冲剂

冲剂是药材提取物加适量赋形剂或部分药物细粉制成的干燥颗粒状或块状制剂,用时以开水冲服,具有作用迅速、体积小、服用方便等特点。常用的冲剂有感冒退热冲剂、板蓝根冲剂等。冲剂是在汤剂和糖浆剂的基础上发展起来的一种新剂型,它既保持了汤剂和糖浆剂的优点,又避免了汤剂和糖浆剂的缺点,还可掩盖某些药物的苦味,便于服用,对小儿尤为适宜。

(九)口服液

口服液是将药物用水或其他溶剂提取,经精制而成的单剂量内服液体制剂,具有剂量小、吸收快、服用方便、口感适宜等优点。口服液吸收了中药注射剂的工艺特点,是将汤剂进一步精制、浓缩、灌封、灭菌得到的。口服液最早是以保健品的形式出现于市场的,如西洋参口服液等;而现在,许多治疗性的口服液已在制剂中大量涌现,如杞菊地黄口服液、清热解毒口服液等。口服液具有服用剂量小、吸收较快、质量稳定、携带和服用方便、易保存等优点,尤其适合工业化生产。

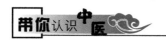

(十) 胶囊剂

胶囊剂是将药物按剂量装入胶囊中而成的制剂,分为硬胶囊剂、软胶囊剂和肠溶胶囊剂,大多为口服。常用的有羚羊感冒胶囊、麻仁软胶囊、复方丹参肠溶胶囊等。药物用胶囊的目的:一是为了掩盖某些药物的不良气味;二是有的药物不需在胃中而必须在肠中溶解;三是为了使药品整洁美观。一般来讲,服用胶囊需要整颗服下,除非是老年人、吞咽有困难的病人,或超出治疗需要的剂量。

(十一) 注射剂

注射剂是将药物经过提取、精制、配制等制成的灭菌溶液、无菌混悬液或供配制成液体的无菌粉末,供皮下、肌内、静脉等注射的一种制剂。注射剂作用迅速可靠,不受 pH、酶、食物等影响,无首过效应,可发挥全身或局部定位作用,适用于不宜口服的药物和不能口服的病人。但注射剂研制和生产过程复杂,安全性及机体适应性差,成本较高。注射剂按给药部位可分为皮内注射剂、皮下注射剂、肌内注射剂、静脉注射剂、脊椎腔注射剂等。

四、常用的方剂

(一) 解表剂

解表剂以解表药为主,具有发汗、解肌、透疹等作用,适用于恶寒、发热、头痛、身痛、无汗或有汗等表证。根据表证病性的寒热、病人体质的强弱,解表剂可分为辛温解表剂、辛凉解表剂和扶正解表剂。

辛温解表剂,具有疏风散寒的作用,适用于风寒表证。症见恶寒发热、头身疼痛、无汗或有汗、鼻塞流涕、咳喘、苔薄白、脉浮紧或浮缓等。代表方有麻黄汤、桂枝汤、小青龙汤等。

辛凉解表剂,具有疏散风热的作用,适用于风热表证。症见发热、微恶风寒、头痛、咽痛、口渴、舌边尖红、苔薄白、脉浮数等。代表方有桑菊饮、银翘散、麻黄杏仁甘草石膏汤等。

扶正解表剂,具有扶正祛邪的作用,适用于体质虚弱之人感受外邪而形成的表证。代表方有败毒散、参苏饮、麻黄细辛附子汤等。

(二)泻下剂

泻下剂以泻下药为主,具有通便、泻热、攻积、逐水等作用,用以治疗里实证。根据里实证证候表现的不同,结合人体体质强弱的差异,可分为寒下剂、温下剂、润下剂、逐水剂、攻补兼施剂。

寒下剂,具有攻下清热泻火的作用,适用于里热积滞实证。症见大便秘结,腹部胀满疼痛,甚或潮热、舌苔厚、脉实等。代表方有大承气汤、大黄牡丹汤、大陷胸汤等。

温下剂,具有温里散寒、通便止痛的作用,适用于里寒积滞实证。症见大便秘结,脘腹冷痛喜按,手足不温,甚或肢厥、苔白滑、脉浮紧等。代表方剂有温脾汤、大黄附子汤等。

润下剂,具有润肠通便的作用,适用于年老津枯、产后血虚、热病伤津及失血等津枯肠燥所致的便秘。症见大便秘结、小便短赤、舌红苔黄燥、脉滑数等。代表方有麻子仁丸、济川煎等。

逐水剂,具有攻逐水饮的作用,适用于水饮壅盛于里的实证。症见胸胁引痛或水肿腹胀、二便不利、脉实有力等。代表方有十枣汤等。

攻补兼施剂,具有扶正攻下的作用,适用于里实正虚而大便秘结之证。症见腹满便秘,神倦少气,或燥屎不行、口干舌燥、苔黄燥、脉沉细弱等。代表方有黄龙汤等。

(三)和解剂

和解剂具有和解少阳、调和肝脾、平调寒热等作用,用来治疗伤寒邪在少阳,肝脾失调,寒热错杂等病证。根据病因及病性的不同,可分为和解少阳剂、调和肝脾剂、调和肠胃剂。

和解少阳剂,具有和解少阳的作用,适用于伤寒邪在少阳证。症见寒热往来,胸胁苦满,心烦喜呕,默默不欲饮食,口苦咽干,目眩,脉弦等。代表方有小柴胡汤、蒿芩清胆汤、大柴胡汤等。

调和肝脾剂,具有疏肝理脾、调和肝脾的作用,适用于肝脾不和的病证。症见脘腹胸胁胀痛,神疲食少,月经不调,腹痛泄泻,手足不温等。代表方有四逆散、逍遥散、痛泻要方等。

调和肠胃剂,具有调和肠胃、分解寒热的作用,适用于邪在肠胃,寒热错杂所致升降失常病证。症见心下痞满,恶心呕吐,肠鸣下利等。代表方有半夏泻心汤等。

(四)清热剂

清热剂以清热药为主,具有清热、泻火、凉血、解毒和清退虚热等作用,用于治疗里热证。根据里热证病因、病位和病性的不同,可分为清气分热剂、清营凉血剂、清热解毒剂、清脏腑热剂、清暑益气剂、清退虚热剂。

清气分热剂,具有清热除烦、生津止渴等作用,适用于高热、面赤、口渴、多汗、烦热、舌红、脉数等。代表方有白虎汤、竹叶石膏汤、凉膈散等。

清营凉血剂,具有清营透热、凉血解毒等作用,适用于身热夜甚、心烦不寐,或时有谵语、斑疹隐隐、舌绛而干等邪热传营,或出血、发斑、神昏谵语、舌绛起刺等热入血分证。代表方有犀角地黄汤、清营汤等。

清热解毒剂,具有清热泻火解毒的作用,适用于烦躁狂乱、吐衄发斑、头面红肿、身热下利,以及温毒、火毒及疮疡疔毒等。代表方有黄连解毒汤、普济消毒饮、仙方活命饮等。

清脏腑热剂,具有清热泻火的作用,适用于邪热偏盛于某一脏腑所产生的火热证。如心经热盛,症见心胸烦热、口舌生疮等;如肝胆火盛,症见胁肋疼痛、烦躁易怒等;如肺中有热,症见咳嗽气喘等;如胃中有热,症见牙龈肿痛等;如大肠有热,症见协热下利等。代表方有导赤散、龙胆泻肝汤、苇茎汤、清胃散、葛根芩连汤等。

清暑益气剂,具有清热解暑、益气生津等作用,适用于身热、面赤、心烦、小便短赤、舌红脉数或洪大等暑热证,又有口渴喜饮、体倦少气等气津两伤证。代表方有清暑益气汤等。

清退虚热剂,以清虚热、退骨蒸为主,且兼凉血,适用于夜热早凉、热退无汗等,或骨蒸潮热或久热不退的虚热证,或阴虚发热、盗汗。代表方有青蒿鳖甲汤、当归六黄汤等。

(五)温里剂

温里剂以温里药为主,具有温里助阳、散寒通脉的作用,用以治疗里寒证。根据寒邪所伤脏腑的不同、病情轻重缓急之别,可分为温中祛寒剂、回阳救逆剂、温经散寒剂。

温中祛寒剂,具有温补脾胃阳气、祛除中焦寒邪的作用,适用于脘腹冷痛、四肢不温、呕吐泄泻、不思饮食、口淡不渴、舌淡苔白、脉沉迟等中焦虚寒证。代表方有理中丸、小建中汤、吴茱萸汤等。

回阳救逆剂,具有温壮阳气、驱逐阴寒、挽救危亡的作用,适用于四肢厥逆、精神萎靡、恶寒倦卧、呕吐腹痛、下利清谷,甚或冷汗淋漓、脉微欲绝等危急重症。代表方有四逆汤、参附汤等。

温经散寒剂,具有温散阴寒、通利血脉的作用,适用于手足厥寒、痛经、肢体痹痛、脱疽、冻疮、血痹等寒凝经脉证。代表方有当归四逆汤、阳和汤等。

(六) 补益剂

补益剂以补益药为主,具有补益人体气血阴阳的作用,用于治疗各种虚证。因虚证有气虚、血虚、气血两虚、阴虚、阳虚、阴阳两虚的区别,故分为补气剂、补血剂、气血双补剂、补阴剂、补阳剂、阴阳双补剂。

补气剂,具有健脾益气的作用,适用于肢体倦怠乏力、少气懒言、语声低微、动则气促、面色苍白、食少便溏、舌淡苔白、脉虚弱,甚或虚热自汗,或内脏下垂等脾肺气虚证。代表方有四君子汤、参苓白术散、补中益气汤、生脉散、玉屏风散等。

补血剂,具有补血的作用,适用于面色无华、头晕眼花、心悸失眠、唇甲色淡、舌淡脉细等血虚证。代表方有四物汤、当归补血汤、归脾汤等。

气血双补剂,具有补气又补血的双重作用,适用于面色无华、头晕目眩、心悸怔忡、食少体倦、气短懒言、舌淡、脉虚细无力等气血两虚证。代表方有八珍汤、炙甘草汤等。

补阴剂,具有滋补阴精的作用,适用于形体消瘦、头晕耳鸣、潮热颧红、五心烦热、盗汗失眠、腰酸遗精、咳嗽咯血、口燥咽干、舌红少苔、脉细数等阴虚证。代表方有六味地黄丸、左归丸、大补阴丸、一贯煎等。

补阳剂,具有补益肾阳的作用,适用于面色苍白、形寒肢冷、腰膝酸软、小便不利、少腹拘急、男子阳痿早泄、女子宫寒不孕、舌淡苔白、脉沉细等阳虚证。代表方有肾气丸、右归丸等。

阴阳双补剂,具有既补阴精又补阳气的双重作用,适用于头晕目眩、腰膝酸软、阳痿遗精、畏寒肢冷、午后潮热等阴阳两虚证。代表方有地黄饮子等。

(七) 固涩剂

固涩剂以收涩药为主,具有收敛固涩的作用,用以治疗气血精津耗散、滑脱等证。根据病因及病性的不同,可分为固表止汗剂、涩肠固脱剂、涩精止遗剂、固崩止带剂。

固表止汗剂,具有固表止汗的作用,适用于卫虚不固而致的自汗、盗汗。代表方有牡蛎散。

涩肠固脱剂,具有涩肠止泻的作用,适用于脾肾虚寒所致之泻利日久、滑脱不禁。代表方有四神丸、真人养脏汤等。

涩精止遗剂,具有固涩精关、缩尿止遗等作用,适用于肾虚精关不固所致的遗精滑泄,或肾气不足、膀胱失约所致的尿频、遗尿等。代表方有金锁固精丸、桑螵蛸散等。

固崩止带剂,具有固崩止血、收敛止带的作用,适用于妇女崩中漏下,或带下日久不止等。代表方有固冲汤、完带汤等。

(八)安神剂

安神剂以安神药为主,具有安神定志的作用,主要用于治疗神志不安。根据证候虚实的不同,可分为重镇安神剂和滋养安神剂。

重镇安神剂,具有重镇宁心、泻火潜阳等作用,适用于火热扰心、心阳亢盛,或因受惊恐所致的神志不安等。代表方有朱砂安神丸、珍珠母丸等。

滋养安神剂,具有滋养阴血、安神定志等作用,适用于阴血不足、心神失养所致的神志不安等。代表方有酸枣仁汤、天王补心丹、甘麦大枣汤等。

(九)开窍剂

开窍剂以开窍药为主,具有开窍醒神的作用,用于治疗窍闭神昏。因为闭证有热闭和寒闭之分,故分为凉开剂和温开剂。

凉开剂,具有清热解毒、涤痰开窍等作用,适用于温病热陷心包或痰热闭窍之热闭证。代表方有安宫牛黄丸、紫雪丹、至宝丹等。

温开剂,具有温通开窍、行气化浊等作用,适用于寒邪痰浊内闭之证,或秽浊之邪闭阻气机之寒闭证。代表方有苏合香丸等。

(十)理气剂

理气剂以理气药为主,具有行气或降气的作用,用以治疗气滞或气逆证。根据病证特点的不同,可分为行气剂和降气剂。

行气剂,具有畅通气机的作用,适用于气机郁滞的病证,以脾胃气滞和肝气郁滞为常见,如脘腹胀痛、嗳气吞酸、饮食减少、大便失常、或胸胁或少腹胀痛、疝气痛、月经不调、痛经等。代表方有越鞠丸、柴胡疏肝散、枳实薤白桂枝汤、半夏厚朴汤等。

降气剂,具有降气平喘或降逆止呕的作用,适用于肺气上逆或胃气上逆证。肺气上逆以咳喘为主,胃气上逆以呕吐、呃逆等为主。代表方有苏子降气汤、定喘汤、旋覆代赭石汤、橘皮竹茹汤等。

(十一) 理血剂

理血剂以理血药为主,具有活血祛瘀或止血的作用。血瘀者,治当活血祛瘀;出血者,治以止血为宜。故分为活血祛瘀剂和止血剂。

活血祛瘀剂,具有通利血脉、消散瘀血、活血止痛、疗伤消肿等作用,适用于各种血瘀证,如瘀热互结之蓄血证,瘀血内阻所引起的胸腹诸痛、经闭、痛经、产后恶露不行,以及疮疡初起、跌打损伤等。代表方有桃仁承气汤、血府逐瘀汤、补阳还五汤、复元活血汤、温经汤等。

止血剂,具有凉血止血、化瘀止血、收涩止血、温经止血等作用,适用于血不循经,溢于脉外而致的各种出血证,如吐血、衄血、咳血、便血、尿血、崩漏等。代表方有十灰散、咳血方、小蓟饮子、黄土汤等。

(十二) 治风剂

治风剂以辛散疏风药或息风止痉药为主,用以治疗风病。外风宜疏散,内风宜平息。故分为疏散外风剂和平息内风剂。

疏散外风剂,具有疏风止痛、祛风止痒、祛风止痉、宣痹通络等作用,适用于外风病证,如头痛、风疹、湿疹、口眼㖞斜、痹证等。代表方有川芎茶调散、大秦艽汤、消风散、牵正散、小活络丹等。

平息内风剂,具有平肝潜阳、息风止痉等作用,适用于内风病证,如热极生风、肝阳化风、阴虚风动、血虚生风等。代表方有羚角钩藤汤、镇肝熄风汤、天麻钩藤饮、大定风珠等。

(十三) 治燥剂

治燥剂以辛散轻宣或甘凉滋润药为主,具有轻宣外燥或滋阴润燥等作用,用于治疗燥证。根据病因与病位的不同,可分为轻宣外燥剂或滋阴润燥剂。

轻宣外燥剂,具有辛散轻宣燥邪的作用,适用于外感温燥或燥凉证,症见恶寒头痛、咳嗽鼻塞、咽干口燥,或头痛身热、干咳少痰、鼻燥咽干等。代表方有杏苏散、桑杏汤、清燥救肺汤等。

滋阴润燥剂,具有滋阴润燥的作用,适用于干咳少痰、咽痛鼻燥、呕逆食少、口中燥渴、大便燥结、舌红少苔等脏腑津液不足之内燥证。代表方有麦门冬汤、百合固金汤、增液汤等。

(十四)祛湿剂

祛湿剂以祛湿药为主,具有化湿利水、通淋泄浊等作用,用于治疗水湿病证。根据湿邪致病特点与治疗的需要,可分为燥湿和胃剂、清热祛湿剂、利水渗湿剂、温化寒湿剂、祛风除湿剂。

燥湿和胃剂,具有燥湿行气、健脾和胃的作用,适用于脘腹痞满、嗳气吞酸、呕吐泄泻、食少体倦等湿浊内阻、脾胃失和证。代表方有平胃散、藿香正气散等。

清热祛湿剂,具有清化湿热的作用,适用于外感湿热、湿热内盛或湿热下注所致的湿温、黄疸、霍乱、热淋、痢疾、泄泻、痿痹等。代表方有茵陈蒿汤、八正散、三仁汤、甘露消毒丹、六一散等。

利水渗湿剂,具有通利小便、祛湿行水等作用,适用于水湿壅盛所致的水肿、泄泻等。代表方有五苓散、防己黄芪汤、猪苓汤等。

温化寒湿剂,具有温养化湿等作用,适用于阳虚不能化水或湿从寒化之痰饮、水肿、痹证、脚气等。代表方有苓桂术甘汤、真武汤、实脾散、萆薢分清饮等。

祛风除湿剂,具有祛除风湿、宣痹止痛的作用,适用于风湿在表所致的头痛身重,或风湿痹阻经络所致的肢节不利、腰膝疼痛等。代表方有羌活胜湿汤、独活寄生汤等。

(十五)祛痰剂

祛痰剂以祛痰药为主,具有排除或消解痰饮的作用,用以治疗各种痰证。因痰证成因不同,治法也各异,故分为燥湿化痰剂、温化寒痰剂、清热化痰剂、润燥化痰剂、治风化痰剂。

燥湿化痰剂,具有燥湿化痰、健脾理气的作用,适用于脾失健运、水湿内停而成的湿痰证,如咳嗽痰多、痰滑易咳、胸脘痞闷、呕恶眩晕、肢体困重等。代表方有二陈汤、温胆汤等。

温化寒痰剂,具有温肺化痰、温阳健脾的作用,适用于脾阳虚弱、肺寒停饮而致的寒痰证,如咳嗽吐痰、痰白清稀、遇寒加重、舌苔白滑等。代表方有苓甘五味姜辛汤等。

清热化痰剂,具有清热化痰、理气止咳的作用,适用于火热内盛、炼津成痰的热痰证,如痰黄、黏稠难咳,胸闷烦热,舌红,苔黄腻,脉滑数等。代表方有清气化痰丸、小陷胸汤、滚痰丸等。

润燥化痰剂,具有润肺化痰、生津润燥的作用,适用于外感燥热,肺阴受伤,或阴虚火旺,虚火炼液为痰的燥痰证,如干咳少痰或痰稠而黏,咳之不爽,甚则咯痰带血,舌干少津等。代表方有贝母瓜蒌散等。

治风化痰剂,具有疏风化痰和息风化痰的作用,适用于风痰证。属内风引起者,宜平息内风;属外风引起者,宜疏风化痰。代表方有止咳散、半夏白术天麻汤等。

(十六) 消导剂

消导剂以消导药为主,具有消食健脾或化积导滞的作用,用以治疗食积停滞。根据食积之病因的不同,可分为消食化滞剂和健脾消食剂。

消食化滞剂,具有消食化积的作用,适用于胸脘痞闷、嗳腐吞酸、腹痛泄泻等食积内停证。代表方有保和丸等。

健脾消食剂,具有消食健脾的作用,适用于脘腹痞满、不思饮食、面黄体瘦、倦怠乏力、大便溏薄等食积内停证。代表方有健脾丸等。

(十七) 驱虫剂

驱虫剂以驱虫药为主,具有驱虫或杀虫的作用,用以治疗人体消化道寄生虫病。寄生虫病以蛔虫病为多见,临床表现多为脐腹疼痛,时发时至,痛而能食,面色萎黄,或青或白,或生白斑,或夜寐啮齿,或胃脘嘈杂,呕吐清水,舌苔剥落,脉象乍大乍小等。代表方有乌梅丸等。

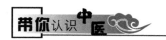

第五章　中医养生的基本原则和方法

养生，是中医学特有的概念。养生学主要研究人类生命发展的规律，以及保养身体、延年益寿的原则和方法。养生一词，最早见于《庄子》一书，在《黄帝内经》中也多次出现。养生，古人也称为摄生、保生、道生，即保养调摄生命，以期长寿之意。用现在的话来说，养生就是根据生命发展的规律，采取各种调摄保养的手段和方法，以增强体质、预防疾病、增进健康和延缓衰老。

中医养生学是中医学的分支学科。它是在中医基础理论的指导下，探索研究颐养身心、增强体质、预防疾病、延缓衰老的理论和方法，并用这种理论和方法指导人们养生保健的实用学科。中医养生学是从整体观念出发，指导人们运用科学的养生方法，调摄保养身心，提高身体素质，增强抗病能力，达到延年益寿的目的。千百年来，中医养生学为中华民族的生存繁衍，以及中国人民的健康长寿做出了卓越的贡献。

第一节　中医养生的基本原则

生老病死是人体生命过程的必然规律，健康长寿是人类一直渴求的。中医学在长期的医疗实践中，形成了一套比较完整的养生理论，其基本原则对于防治疾病，提高人民群众的健康水平，具有十分重要的指导意义。

中医经典之作《黄帝内经》中有"阴平阳秘，精神乃治；阴阳离决，精气乃绝"之说，故调和阴阳，是中医养生的核心。人体健康，就是阴阳平衡；人体不健康，就是阴阳失衡。中医养生的目的，就是维护人体的阴阳平衡，使形体不蔽和精神不散。这里的阴阳平衡，既指人体内部阴阳的协调和谐，也指人与天地阴阳的协调和谐。

中医养生的基本原则主要是顺应自然、形神共养、调养脾胃、固护肾精。

一、顺应自然

顺应自然的养生原则,其指导思想是"天人相应"。人生活在自然界之中,与大自然是一个统一的整体。自然界的阴阳消长运动,影响着人体阴阳之气的盛衰。人只有遵循自然界的变化规律,主动地采取各种养生措施,以适应自然界的阴阳寒暑变化,以及四时生长收藏的规律,才能避邪防病而益寿延年。如春季阳气升发,风气当令,要适当增加户外活动,以助阳气的升发;夏季阳气盛长,暑湿当令,要防止伤暑伤湿,以免损伤身体的阳气;秋季阳气收敛,燥气当令,要防止燥邪伤阴;冬季阳气潜藏,寒气当令,要适当减少户外活动,以助阳气的潜藏。《黄帝内经》中的"春夏养阳,秋冬养阴",就是顺应自然养生原则的具体运用。

二、形神共养

人体的生命状态是一个形神统一的过程。形体与精神既相互依存,又相互为用。形,是指形体,即肌肉、血脉、筋骨、脏腑等组织器官;神,是指精神,即情志、意识、思维等精神活动。其中,形是神的物质基础,神是形的功能反映,只有形与神俱,才能尽终天年。所以,最好的养生方法就是能够做到形神共养,即外避邪气以养形,内保真气以养神。正如《黄帝内经》中说"虚邪贼风,避之有时,恬淡虚无,真气从之,精神内守,病安从来"。

养形,主要是指调养形体。人体的健康,首先是形体的健康,因为形是神的物质基础,形具而能神生,形强才能神旺。养形的具体方法有很多,主要是形体锻炼、饮食调节、起居调摄、慎避外邪等。养神,主要是指调摄精神。神是形的功能反映,人的精神情志与脏腑气血的功能互为影响。神还有协调脏腑功能的作用,但如果用神太过,或情志变化过于剧烈,或情志变化过于持久,则会成为内在的致病因素。养神的方法也有很多,主要是要保持精神愉快,少私寡欲,恬淡虚无。

三、调养脾胃

脾胃为后天之本,气血生化之源。脾胃的强弱与机体的盛衰和生命的长短,具有密切的关系。若脾胃健旺,则气血化源充足,脏腑功能强盛,身体健壮,精神旺盛;若脾胃虚弱,则气血化源不足,脏腑功能衰退,身体虚弱,精神疲惫。故历代养生家,都非常重视脾胃的调养。

调养脾胃的关键是饮食有节,既要注意平衡膳食,又要注意饮食宜忌。若饮食无节、饥饱无常,势必导致机体失养,或继发变生他病。饮食宜忌:一是要注意饮食卫生,尤其不能食用腐败变质的食物;二是要注意饮食与体质的关系,如体质偏热者,可清淡薄味饮食,忌辛香温燥之物,体质偏寒者,可多吃温热食物,忌生冷寒凉之品等。

四、固护肾精

精是构成人体和促进人体生长发育的基本物质。精来源于先天而入藏于肾中,依赖后天水谷精微的滋养和补充。精、气、神被称为人身的三宝,其中,精是气、神、形的基础,也是人体健康长寿的根本。因为精可化气,气可生神,神可御形,只有精充气足,才能体健神旺。精盈则气盛,气盛则神全,神全则身健,身健则病少。故养生之道,贵在固护肾精。

固护肾精的方法有很多,主要是要注意节欲保精。除节制房事外,还可通过运动保健、手法按摩、食疗调补和药物调治等来惜精护肾。若恣情纵欲,则易使精气耗竭,真气耗散而未老先衰。正如《黄帝内经》中"以酒为浆水,以妄为常,醉以入房,以欲竭其精,以耗散其真,不知持满,不时御神,务快其心,逆于生乐,起居无节,故半百而衰也"。

第二节　中医养生的基本方法

自古以来,人们将中医养生的理论和方法,称之为"养生之道"。正如《黄帝内经》中所说"上古之人,其知道者,法于阴阳,和于数术,饮食有节,起居有常,不妄作劳,故能形与神俱,而尽终其天年,度百岁乃去",而能否健康长寿,不仅在于懂得养生之道,更为重要的是能够很好地应用养生之道。

历代养生家,由于各自的实践和体会不同,其养生之道也各有侧重和所长。如有的养生家注重静神,有的养生家注重动形,有的养生家注重固精,有的养生家注重调气,有的养生家注重食养,有的养生家注重药饵等。从学术流派来看,又有道家养生、儒家养生、释家养生和医家养生之分。他们从不同的角度阐述了养生的理论和方法,丰富了中医养生学的内容。

中医养生学在中医理论的指导下,吸取各学派之精华,不仅提出了许多重要的养生原则,如顺应自然、调和阴阳、形神共养、调养脾胃、固护肾精等,而且也提出了诸多有效的养生方法,如养精神、练形体、调饮食、慎起居、适寒温、节房事等。具体而言,中医养生的方法,主要有精神养生、运动养生、饮食养生、起居养生、房室养生、药饵养生、针灸按摩养生等。下面简单介绍几种常用的中医养生方法。

一、精神养生

精神养生,是指通过自我的努力,净化自己的精神世界,淡名利而少思虑,去忧悲而节五欲,使自己心态平和,乐观开朗豁达,以达到健康长寿的目的。精神养生法涵盖了现代医学的心理卫生法,包括精神心理的调适、情趣爱好的培养和道德品质的陶冶等。

中医学认为,神是生命活动的主宰,神能统帅人体的功能活动。一个人如果精神状态良好,对人生充满乐观情绪,就会阴阳平和、气血通畅,机体就会处于健康状态。反之,一个人如果精神状态不好,对人生充满悲观情绪,就会阴阳失和、气血失畅,机体就会处于亚健康状态,甚至导致各种疾病的发生。

精神养生可通过多种中医技术来进行,其具体方法涉及人类生活的方方面面。如可通过顺应自然四季调神,可通过节制房事葆精养神,可通过导引行气畅神,可通过诵读诗书陶性悦神,可通过存思冥想存视静神,可通过生活起居悦志怡神,可通过寄情山水怡情冶神,可通过调摄情志定志安神等。

二、运动养生

运动养生,是指通过适量的形体运动来保养生命、维护健康、增强体质、延缓衰老。运动养生的形式灵活多样,如散步、跑步、做健身操、登山、游泳、练武术等,都属于运动养生的范畴。只要能够达到健身的目的,不必拘泥于哪种形式。

中医运动养生发源于古代的导引吐纳之术。中医运动养生的思想基础是天人合一的观念和整体恒动学说。中医运动养生具有动静结合和形神共养的特点。东汉著名医家华佗非常重视运动养生,他模仿虎、鹿、熊、猿、鸟创立了五禽戏,可以说开创了中医运动养生的先河。华佗认为"动则谷气得消,血脉流通,病不朽也"。

中医运动养生的方法主要有五禽戏、八段锦、易筋经和太极拳等。五禽戏,是华佗模仿虎、鹿、熊、猿、鸟,创立的强身健体的肢体运动。练习五禽戏时,动作与神态要模仿逼真,动物的特点要练习到位。八段锦,是由8种不同的动作组成的健身之术,其强身益寿、祛病除疾作用显著。练习八段锦时,要注意形体活动与呼吸运动的结合,要呼吸均匀、意守丹田、柔刚结合。易筋经主要通过活动肌肉筋骨,使全身的经络气血通畅。练习易筋经时,动作与呼吸要密切配合,要始终采取静力性用力。太极拳集中了古代健身运动的精华。练习太极拳时,要动静相间、节奏分明,要气力结合、形神统一。

三、针灸按摩养生

针灸按摩养生,是指根据中医经络理论,运用不同的手段和方法,调整经络刺激穴位,激发营卫气血的运行,以调和阴阳、调理脏腑,达到强身健体的目的。

针灸按摩养生实际上包含3种方法,即针刺法、灸法和按摩法。这3种养生方法各有所长,如针刺法善于补虚泻实,灸法善于温补温通,按摩法善于舒筋活血。这3种养生方法的不同之处:一是使用的工具不同,二是实施的手法不同,三是作用的形式不同。另外,就其作用而言,这3种养生方法,也各有其侧重。针刺法是使用不同的针具,刺激人体的经络腧穴,通过实施提、插、捻、转等不同手法,达到激发脏腑经气,调整机体功能的作用。灸法是采用艾绒或其他药物,借助烧、灼、熏、熨等温热刺激,达到温通气血、调整机体的作用。按摩法是运用手指或手掌,或借按摩器械辅助,在人体的经络腧穴、肢体关节等处,施以按点、揉搓、推拿等手法,达到舒筋活血、和调表里的作用。

在中医养生的实际应用中,灸法和按摩法运用得比较多,而针刺法多应用于疾病治疗,三者也可配合使用。如欲获近期效果,可用针刺法。对于不宜针刺的穴位,或不宜行针刺法者,则可用灸法。如欲增强灸法的效果,亦可配和应用针刺法。用针而宜温者,则可针刺法与灸法并施。不宜用针刺法与灸法者,则可用按摩法。

四、食疗药膳养生

食疗药膳养生,是指通过服用具有养生保健、防病治病等作用的特殊膳食,达到增强机体素质,预防疾病发生,辅助治疗疾病,促进机体康复,保持身体健康的目的。食疗药膳养生的历史源远流长,早在远古时代人们就已经认识到,有些食物既可以饱腹又可以治病,故有"药食同源"和"医食同源"之说。

现存最早的中医典籍《黄帝内经》,不仅奠定了中医理论的基础,而且也是食疗药膳养生理论的源头。现存最早的药学专著《神农本草经》记载了很多有药用价值的食物,如山药、芡实、薏苡仁、龙眼、核桃仁、胡麻仁等。第一部中医临床专著《伤寒杂病论》已将药膳应用于临床治病。第一部食物本草专著《食疗本草》,收载食用本草241种,且每种植物下均载有处方。唐代医家孙思邈的《备急千金要方》专设食治一篇,并指出"夫为医者,当须先洞晓病源,知其所犯,以食治之,食疗不愈,然后命药"。宋代大型方书《太平圣惠方》载有28种疾病的药膳疗法。宋代另一大型方书《圣济总录》载有药膳方剂285首。元代太医忽思慧的《饮膳正要》中,食疗药膳内容丰富而全面,可以说是一部食疗药膳专书。明代医家李时珍的《本草纲目》载有大量药膳。

中医药膳寓医于食,既将药物作为食物,又将食物赋以药用。中医药膳作为一种既具有较高的营养价值,又可养生防病治病的特殊膳食,在加工制作上就要求必须色、香、味、形、效俱全。也就是说,中医药膳要在中医学、烹饪学和营养学等学科理论的指导下,将不同的药物与食物进行合理地组方配伍,并要求遵循一定的养生原则,如辨证施膳、三因制宜、平衡阴阳、调理脏腑和饮食卫生等。

辨证施膳是中医辨证论治原则在饮食疗法中的应用。也就是说,药膳必须在辨证的基础上施用。如胃脘疼痛的病人,证属脾胃虚寒的,应给予温胃散寒的食物,如生姜、羊肉等;证属胃阴亏虚的,应给予滋阴养胃的食物,如乌梅、山药等;证属气机郁滞的,应给予疏肝理气的食物,如砂仁、刀豆等;证属饮食积滞的,应给予消食化积的食物,如萝卜、麦芽等。

三因制宜是中医的整体观念和辨证论治在饮食疗法中的体现。也就是说,施用药膳必须要因时、因地和因人制宜。

因时制宜,是指饮食要顺应四季的变化。如春季阳气升发,可适当食用辛散之物,如大葱、韭菜、菠菜等,以助阳气升发;夏季气候炎热,可适当食用苦寒之品,如苦瓜、西瓜、绿豆等,以清机体之热;秋季气候干燥,可适当食用甘润之物,如蜂蜜、百合、梨等,以防燥邪伤阴;冬季气候寒冷,可适当食用温热之品,如牛肉、羊肉、狗肉等,以助温补散寒。

因地制宜,是指要根据不同地域的环境特点来制订适宜的食疗药膳调理方案。如东南地区气温偏高,气候温暖而潮湿,宜食清淡燥湿渗湿之物以燥湿;而西北地区气温偏低,气候寒冷而干燥,宜食温热生津润燥之物。

因人制宜,是指要根据人的年龄、性别和体质等来制订适宜的食疗药膳调理方案。从年龄上来说,儿童气血未充、脏腑娇嫩,应食性质平和、易消化的食物;老人气血阴阳虚弱,宜补气助阳或养血滋阴。从性别上来说,男人相对来说身体强壮,一般胃口较好,食量偏大;女人相对来说身材娇小,一般食不厌精,食量偏小,如果是在经、带、胎、产的特殊时期,食疗药膳调护上更应特别注意。从体质上来说,体质偏寒者宜食热性食物,体质偏热者宜食凉性食物,过敏体质者勿食腥发之物。

平衡阴阳是中医阴阳平衡观念在饮食疗法中的应用。也就是说,施用药膳应以调整阴阳平衡为指导思想。正如《素问》中所指"调其阴阳,不足则补,有余则泻"。补即补虚,凡具有益气养血、滋阴助阳、添精补髓、生津止渴等作用的药膳,均属于补虚的范畴。泻即泻实,凡具有解表散寒、清热燥湿、利水渗湿、祛风行气等作用的药膳,均属于泻实的范畴。但无论是补虚还是泻实,其目的都是为了调整机体的阴阳,以维持或达到阴阳平衡的生理状态。

调理脏腑,是指通过服用药膳调理脏腑的生理功能,也就通过辨证施膳消除机体的病理状态,恢复人体脏腑正常的生理功能。调理脏腑,既可以针对某一脏腑进行调治,也可以对多个相关的脏腑进行调理。中医药膳中以脏补脏的方法,是临床调理脏腑的常用方法。中医以脏补脏的养生方法首先由唐代名医孙思邈提出,之后历代医家不断发展和完善。所谓以脏补脏的养生方法,实际上是以动物的组织器官来调养人体对应的组织器官。如肝虚夜盲可用胡萝卜炒猪肝,心虚心悸可用朱砂蒸猪心,脾虚不运可用白术炖猪肚,肺虚久咳可用百合煮猪肺,肾虚腰痛可用杜仲炒猪腰花等。

饮食卫生,是指药膳食品要注意卫生。因为药膳首先是入口的食物,卫生是其最基本的要求。大部分药膳都不宜生吃,需要经过烹调后才可食用,特别是肉食类更应该加热熟透。因为食物经过加热变熟后,得到了进一步清洁和消毒,且更容易被肠胃消化和吸收。若食入不干净或不清洁的食物，可引起多种胃肠道疾病，导致腹痛、呕吐、泄泻等；有可能引起各种寄生虫病，临床可见腹痛、面黄肌瘦等。若食入腐败变质或有毒的食物，则可导致剧烈腹痛和吐泻等，甚至严重者会中毒而危及生命。因此，食疗药膳一定要注意饮食卫生。

五、中医药物养生

中医药物养生，是指以中医整体观念为指导思想，通过辨证用药以补益脏腑、调和气血、平衡阴阳、增进健康。中医药物养生具有悠久的历史，历代医家通过不断地研究与实践，不仅发现了许多具有养生作用的药物，而且也创造出许多行之有效的方剂。现存最早的本草专著《神农本草经》，共收载药物365种，分为上、中、下三品，其中上品药物为补养之品，一般具有补益强身的功效，如人参、黄芪、茯苓、地黄、枸杞等。明代医家李时珍的《本草纲目》，共收集本草药物1892种，其中有不少药物养生的记载。

中医药物养生应遵循预防为先、顾护脾胃、补泻兼施、用药宜缓的原则。预防为先，是说中医药物养生要未病先防和既病防变。因为中医历来提倡治未病，即在疾病发生之前，积极采取有效措施，消除各种致病因素；而在疾病发生之后，争取早期进行治疗，以防疾病发生传变。顾护脾胃，是说中医药物养生要以脾肾调养为重点。肾为先天之本，人体生命之根，主生长发育与生殖；脾为后天之本，气血生化之源，主运化水谷精微。如脾肾功能旺盛，则气血生化有源，五脏得其充养，身体才能康健。补泻兼施，是说中医药物养生并非一味滋补，而是要补其不足损其有余，要根据具体情况辨证论治。体质虚弱者可适当进补，体壮有邪者应适当泻实，虚实夹杂者应补泻兼施。但无论补虚还是泻实，皆是通过药物的偏性调整机体阴阳的平衡。用药宜缓，一是说中医用于养生的药物剂量宜小，因为中医养生是一个缓慢的过程，不是一朝一夕就能立竿见影的事情，必须缓图其功而不能急于求成；二是说中医用于养生的药物剂型适宜，一般选用丸散比较适宜，因为它们便于携带，服用方便。

中医药物养生常用的中药有人参、西洋参、当归、黄芪、白芍、地黄、山药、陈皮、莲子、大枣、甘草、砂仁、白扁豆、天麻、薏苡仁、白术、茯苓、泽泻、麦冬、五味子、何首乌、女贞子、柏子仁、山茱萸、补骨脂、鹿茸、三七、刺五加、阿胶、百合、灵芝、山楂、蜂

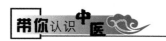

蜜、黄精、玉竹、石斛、天花粉、乌梅、杜仲、牛膝、冬虫夏草、柴胡、桔梗、菊花、蒲公英、马齿苋、金银花等。中医药物养生常用的方剂有玉屏风散、生脉散、四君子汤、补中益气汤、参苓白术散、逍遥散、六味地黄丸、龟龄集、清宫寿桃丸、清宫长春丹、七宝美髯丹等。

六、体质调护养生

体质调护养生，是指根据个体的体质特征及发病倾向，采取相应的养生保健措施，以达到改善偏颇体质，促进身体健康及防病延年的目的。体质在一定程度上反映了机体阴阳盛衰的禀赋特点，以及个体对疾病的易感性。人的体质禀赋于先天，受后天多种因素的影响，如饮食、劳逸、情志、疾病、地域、气候等。此外，不同的社会经济制度以及经济发展水平，对人的体质也有重要的影响。观察和辨识人的体质形态，有助于对疾病的诊断，以及养生保健的侧重。

古代中医将体质分三类，即阴阳平和体质、偏阴体质和偏阳体质。阴阳平和体质之人，阴阳平衡，气血调匀，表现为身体强壮，胖瘦适中，无寒热偏好，适应能力强，不易感受外邪；偏阴体质之人，阳较弱而阴偏盛，易感受寒湿之邪，表现为形体偏胖，喜静少动，恶寒喜热；偏阳体质之人，阴较亏而阳偏旺，易感受暑热阳邪，表现为形体偏瘦，性格外向，喜动易躁，恶热喜凉。

现代中医的体质分类方法有很多种，具有代表性的是王琦的体质九分法，即平和质、气虚质、阳虚质、阴虚质、痰湿质、湿热质、血瘀质、气郁质、特禀质。平和质的人，阴阳气血调和，体态适中，面色红润，精力充沛；气虚质的人，元气不足，容易疲乏，气短自汗；阳虚质的人，阳气不足，畏寒怕冷，手足不温；阴虚质的人，阴液亏少，口燥咽干，手足心热；痰湿质的人，痰湿凝聚，形体肥胖，口黏苔腻；湿热质的人，湿热内蕴，面垢油光，口苦苔腻；血瘀质的人，血行不畅，肤色晦暗，舌质紫黯；气郁质的人，气机郁滞，神情抑郁，情感脆弱；特禀质的人，先天失常，易发生过敏反应。

平和质的人，重在维护平衡，心态要平和，饮食要有节，劳逸要结合，锻炼要坚持；气虚质的人，重在益气固本，精神要愉快，调理宜缓图，运动勿太过；阳虚质的人，重在温阳益气，精神要振奋，饮食宜温补，起居要保暖，运动避风寒；阴虚质的人，重在滋阴降火，精神要内守，饮食宜养阴，起居要规律，运动忌太过；痰湿质的人，重在化痰祛湿，心境宜平和，饮食宜清淡，起居避潮湿，运动宜渐进；湿热质的人,重在清热祛湿,情绪要平稳,饮食忌辛温,起居避暑湿,运动要加强;血瘀质的人,重在活血化瘀,精神要乐观,饮食宜活血,起居勿安逸,运动要增强;气郁质的人,重在行气解郁,情志要调畅,饮食宜辛散,起居要安静,运动宜户外;特禀质的人,重在益气固表,精神要淡定,饮食宜清淡,起居防过敏,运动要加强。

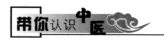

附　录

常用中药分类歌诀

（一）解表药

发散风寒用生姜，桂枝紫苏和麻黄，
辛夷胡荽与香薷，白芷葱白加荆防，
羌活藁本苍耳子，柽柳细辛效果良。
发散风热有升麻，浮萍薄荷桑菊花，
柴葛蔓荆牛蒡子，木贼豆豉蝉衣加。

（二）清热药

清热泻火药

清热泻火莫延迟，知母石膏寒水石，
芦根竹叶淡竹叶，青葙栀子决明子，
鸭跖夏枯谷精草，密蒙花粉功无私。

清热燥湿药

清热燥湿药苦寒，黄芩黄柏与黄连，
龙胆草根加苦参，秦皮橘皮和白鲜。

清热解毒药

清热解毒蒲公英，贯众连翘配地丁，
板蓝青叶金银花，野菊青黛土茯苓，
拳参穿心半边莲，马勃熊胆共鱼腥，
射干败酱鸦胆子，蚤休漏芦白头翁，
白花蛇舌马齿苋，绿豆荞麦四季青，
地锦豆根山慈姑，还有白蔹和红藤。

清热凉血药

清热凉血水牛角,紫草丹皮共赤芍,
玄参生地兼养阴,血营实热诸证消。

清虚热药

清虚热药皆性寒,青蒿白薇有建树,
骨皮退蒸别具功,还有银柴胡黄连。

(三)泻下药

泻下药物三下分,峻下攻下和濡润,
大戟芫花牵牛子,商陆巴豆和千金,
硝黄芦荟番泻叶,火麻仁和郁李仁。

(四)祛风湿药

祛风湿散寒药

除风除湿散寒凝,海风藤茎雷公藤,
独活川乌威灵仙,乌梢蕲蛇寻骨风,
木瓜老鹳伸筋草,蚕沙松节路路通。

祛风湿清热药

祛风除湿消热肿,秦艽海桐臭梧桐,
桑枝防己豨莶草,丝瓜络石穿山龙。

祛风湿强筋骨药

祛风除湿强筋骨,寄生狗脊功不没,
五加根皮千年健,芳香挥发浸酒服。

(五)化湿药

芳香化湿用苍术,藿香佩兰加厚朴,
草果砂仁二豆蔻,温脾健胃寒湿除。

(六)利水渗湿药

利水渗湿药分三,消肿茯苓猪苓先,
泽泻泽漆薏苡仁,冬瓜葫芦荠菜添,

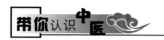

香加皮和玉米须,蝼蛄入药用生干。
利尿通淋关木通,草薢萹蓄和车前,
瞿麦通草灯心草,石韦滑石海金沙,
莫忘地肤冬葵子,利湿通黄用金钱,
茵陈虎杖地耳草,垂盆全草功夫全。

(七)温里药

附子肉桂能温里,小茴丁香吴茱萸,
花椒胡椒荜澄茄,干姜良姜荜茇奇。

(八)理气药

理气药物二十一,橘皮青皮大腹皮,
沉香木香青木香,檀香枳实共柿蒂,
香附香橼九香虫,佛手乌药萼绿梅,
甘松刀豆荔枝核,薤白玫瑰川楝齐。

(九)消食药

消食化积脾胃和,山楂神曲内金妥,
麦芽谷芽鸡矢藤,莱菔理气效更卓。

(十)驱虫药

驱虫杀虫槟榔佳,雷丸鹤虱鹤草芽,
芜荑榧子使君子,苦楝根皮和南瓜。

(十一)止血药

凉血止血大小蓟,槐花侧柏和羊蹄,
地榆苎麻白茅根,化瘀止血数三七,
蒲黄茜草花蕊石,降菁用之亦相宜;
收敛止血仙鹤草,紫珠藕节刺猬皮,
白及棕榈血余炭,功有异同各显奇;
温经止血灶心土,炮姜艾叶齐卖力。

（十二）活血化瘀药

活血化瘀止疼痛，郁金姜黄和川芎，
乳香没药五灵脂，元胡用之能收功。
活血调经有丹参，牛膝泽兰配桃红，
月季凌霄益母草，王不留行鸡血藤。
活血疗伤骨碎补，苏木血竭自然铜，
儿茶䗪虫马钱子，刘寄奴草亦多情。
破血消癥穿山甲，三棱莪术和虻虫，
水蛭斑蝥莫小视，药到病除留美名。

（十三）化痰止咳平喘药

化痰药

化痰半夏白附子，南星皂荚白芥子，
桔梗白前旋覆花，川浙二贝黄药子，
竹茹竹沥天竺黄，海藻昆布瓦楞子，
前胡瓜蒌胖大海，蛤壳礞石浮海石。

止咳平喘药

止咳平喘病复杂，寒热虚实有异差，
杏仁百部马兜铃，紫菀苏子矮地茶，
葶苈桑皮枇杷叶，白果冬花洋金花。

（十四）安神药

安神之药两之分，一偏重镇一安神，
前有朱砂龙骨齿，磁石琥珀功力深，
后有远志合欢皮，夜交枣仁柏子仁。

（十五）平肝息风药

平肝息风肝阳平，牡蛎赭石石决明，
珍珠贝齿罗布麻，带刺蒺藜功修成。
牛黄息风且止痉，天麻地龙和钩藤，
全蝎蜈蚣羚羊角，僵蚕入药显神通。

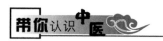

（十六）开窍药

开窍药物俱香辛，麝香醒神救迷昏，
樟脑冰片苏合香，菖蒲蟾酥奏佳音。

（十七）补虚药

补气药

补气黄芪人党参，山药洋参太子参，
扁豆白术和甘草，饴糖蜜枣配诸君。

补阳药

补阳专治阳虚证，冬虫夏草与鹿茸，
巴戟仙茅葫芦巴，淫羊藿与肉苁蓉，
韭子菟丝沙苑子，蛤蚧核桃胎盘功，
海马续断阳起石，狗鞭锁阳配杜仲，
益智仁与补骨脂，壮阳暖肾又固精。

补血药

补血诸药治血虚，当归首乌与熟地，
白芍阿胶龙眼肉，补血且有补阴功。

补阴药

补阴天冬麦门冬，玉竹石斛加黄精，
百合二沙参芝麻，龟甲鳖甲与女贞，
旱莲桑椹枸杞子，多与肝肾肺经通。

（十八）收涩药

收涩止泻有诃子，乌梅五味五倍子，
铁矿禹粮石榴皮，肉蔻米壳赤石脂；
止汗糯稻麻黄根，小麦有浮也有实；
涩精缩尿止带下，覆盆莲子金樱子，
桑海螵蛸均有功，还有山萸和芡实。

（十九）涌吐药

涌吐药物作用速，毒物宿食痰涎出，
瓜蒂常山和胆矾，此类药猛皆有毒。

（二十）解毒杀虫燥湿止痒药

解毒杀虫祛湿痒，白矾紧跟雄硫黄，
大蒜蛇床大风子，土荆根皮露蜂房。

（二十一）拔毒化腐生肌药

拔毒化腐生肌药，拔毒化腐又生肌，
升药轻粉硼砂奇，铅丹砒石炉甘石，
外用有毒莫大意。

常用中药性能歌诀

（一）解表药

麻黄
发汗平喘宜麻黄，利水消肿功效强，
太阳伤寒身无汗，痹痛咳喘水肿良。

桂枝
桂枝辛温善解肌，调和营卫温化瘀，
中风表虚身自汗，痰饮蓄水经闭宜。

紫苏
紫苏发表散风寒，理气安胎具化痰，
鱼蟹中毒此可解，苏梗理气叶散寒。

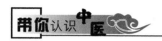

防风

防风解表善解痉,祛风胜湿有殊功,

感冒头痛皆可用,又治痹痛破伤风。

白芷

白芷辛温气芳香,胜湿散风阳明彰,

善治鼻渊赤白带,头痛牙痛痛肿疮。

生姜

生姜解表散风寒,宣肺止咳且化痰,

温胃止呕是圣药,感冒寒热服之痊。

香薷

香薷解表辛微温,发汗解暑效如神,

且能利湿消水肿,恶寒头痛吐泻临。

羌活

川羌活辛苦而温,头身疼痛真是神,

风寒湿邪皆能祛,解表发汗功效验。

藁本

藁本辛温入膀胱,疏散风热湿邪良,

巅顶头痛与疝瘕,煎汤服之功效强。

荆芥

荆芥轻宣能解表,疏风理血解痉炒,

感冒目赤咽喉肿,产后晕厥痛肿消。

辛夷

辛夷升散治鼻渊,上焦风热头目眩,

香臭不闻鼻鼽症,研粉擦治面黑干。

薄荷

薄荷味辛气寒凉,发散风热功效彰,

外感风热上焦证,痧胀隐疹服之良。

蝉蜕

蝉蜕清热善驱风,透疹退翳又定惊,

小儿夜啼目赤肿,惊痫失音破伤风。

菊花

菊花微寒辛甘苦,疏散风热清头目,
诸风头眩皆可治,痈肿目疾俱可服。

葛根

葛根气寒味甘辛,解肌退热又生津,
阳明表热泻与痢,升阳透疹效如神。

柴胡

柴胡辛苦气微寒,解表和里善疏肝,
少阳肝郁气下陷,月经不调疟疾安。

桑叶

桑叶清轻宣肺热,清利头目亦凉血,
风热头痛目赤肿,感冒咳嗽身发热。

牛蒡子

牛蒡辛苦气本寒,宣肺透疹兼消痰,
痘疹初期咽喉肿,感冒痈肿效最玄。

升麻

升麻透疹散风毒,升举清阳表证疏,
风热疮肿与喉痹,中气下陷皆可服。

淡豆豉

淡豆宣发善解肌,外疏内宣烦热宜,
感冒初期需当用,胸中懊憹尤当取。

(二)清热药

石膏

石膏解肌清阳明,生津止渴烦躁停,
谵语发狂急需用,斑疹热毒尤能清。

知母

知母清胃又润肺,滋肾生津劳热退,
热病烦渴与咳嗽,溲赤便秘力能推。

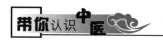

栀子

栀子苦寒专清热,泻火除烦且凉血,
目赤不眠心烦躁,黄疸淋病吐衄血。

夏枯草

清肝散结夏枯草,瘿瘤瘰疬皆能消,
目珠胀痛为特效,乳痈乳癖煎服疗。

芦根

芦根甘寒滋肺阴,清胃止渴尤生津,
心烦口渴邪在卫,呕吐肺痈效如神。

决明子

决明性寒味甘咸,明目退翳主清肝,
头晕目眩脑颅胀,青盲内障效通仙。

密蒙花

蒙花泻火益肝阴,贯养肝血主目昏,
阴虚火旺内外障,随证配伍效如神。

谷精草

谷精明目散头风,目赤云翳头晕痛,
风火牙痛咽喉肿,煎服方知功效宏。

黄芩

黄芩泻肺清少阳,安胎通淋实大肠,
上焦诸热为主剂,黄疸泻痢吐衄良。

黄连

黄连燥湿主泻火,清泻心胃效尤卓,
痈肿热痢心下痞,心烦不眠为主药。

黄柏

黄柏入肾主下焦,阳亢阴虚皆可疗,
湿热下注诸证宜,痈肿湿毒服之消。

龙胆草

龙胆苦寒泻肝火,阴蠹胁痛与惊痫,
带下淋浊目赤肿,黄疸耳鸣头目眩。

生地黄

生地凉血主养阴,吐衄崩中效如神,

炮炭止血鲜泻热,主治血虚热伤阴。

玄参

滋阴降火用玄参,解毒散结功效真,

喉痹痈肿发斑疹,瘰疬烦渴火灼津。

牡丹皮

凉血散瘀牡丹皮,惊痫发斑吐衄医,

肠痈疮肿与经闭,无汗骨蒸效果奇。

赤芍

赤芍辛苦气微寒,凉血散瘀专清肝,

瘀血腹痛跌损伤,痈肿经闭痹痛痊。

紫草

斑疹痘毒紫草尝,凉血解毒滑大肠,

防治麻疹消痈肿,喉痹痄腮颇相当。

二花、连翘

二花连翘解热毒,痈肿疔毒均可服,

咽喉肿痛热毒痢,温病初起不可忽。

大青叶、板蓝根

大青叶与板蓝根,主治时疫大头瘟,

凉血解毒为特效,丹毒发斑效如神。

穿心莲

温病初起穿心莲,咽痛咳喘肺痈痊,

热淋泻痢湿疹痒,痈肿疮毒蛇咬伤。

蒲公英

公英气寒味苦甘,解毒消肿功效专,

一切热毒均可用,乳痈黄疸服之安。

地丁

清热解毒用地丁,消痈疗疮有奇功,

热淋喉痹目赤肿,毒蛇咬伤效亦宏。

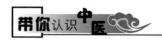

鱼腥草

味辛气寒鱼腥草,肺痈胸痛服之消,
清热解毒宣肺气,咳嗽咽痛效果高。

败酱草

败酱草入肝大肠,消痈散结功效良,
肠痈肝痈为主治,少腹刺痛效也强。

牛黄

清热解毒牛黄功,化痰解痉又定惊,
痰热内扰诸证宜,卒中喉痹急惊风。

漏芦

漏芦苦寒入胃经,清热解毒消乳痈,
乳汁不通为主治,皮肤瘙痒外洗灵。

马齿苋

马齿苋解毒散血,治痢疾必不可缺,
消痈肿外敷局部,利小便通淋泻热。

鸦胆子

味苦气寒鸦胆子,清泻大肠利邪湿,
主治疟疾休息痢,外敷鸡眼赘疣除。

秦皮

秦皮苦寒而无毒,清热止痢又明目,
热痢疫痢赤白带,目赤云翳均可服。

白头翁

止痢专药白头翁,腹痛下坠便血脓,
凉血解毒消痈肿,血热出血有奇功。

土茯苓

甘淡气寒土茯苓,清热利湿小便通,
梅毒恶疮与热淋,汞毒带浊效最宏。

(三)清虚热药

青蒿

青蒿苦寒清肝胆,截疟退热效如仙,
温病伤阴热不退,骨蒸盗汗服之安。

地骨皮

地骨皮甘寒入肺,凉血除蒸潮热退,
清泻肺热止咳嗽,肺肾阴虚功效最。

(四)泻下药

大黄

苦寒泻热锦大黄,实热积滞力能攘,
导瘀通经消痈肿,荡涤阳明通大肠。

朴硝、芒硝、玄明粉

朴硝芒硝玄明粉,三物功效强弱分,
较坚润下消积聚,停痰痞满实热临。

番泻叶

泻叶消积通大肠,甘苦气寒积热良,
宿食停滞心腹胀,便秘腹痛服之康。

芦荟

芦荟味苦性极寒,泻下驱虫尤清肝,
惊风目赤生翳障,疳积虫积大便难。

火麻仁、郁李仁

通秘火麻郁李仁,润便滑肠效如神,
津液不足麻仁益,湿困便秘郁李仁。

大戟、芫花、甘遂

峻下逐水消水肿,大戟芫花甘遂同,
大戟偏泻脏腑水,芫花逐饮泻肺胸,
甘遂遍搜经隧饮,实邪诸肿此能攻。
大便溏泻切忌用,体虚妊娠不可逢。

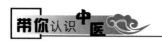

巴豆

巴豆辛热泻寒积,除症破瘕消痰癖,
顽痰宿积腹痛胀,大便秘结水肿宜。

牵牛子

牵牛通幽消水肿,逐痰消积且杀虫,
食积虫积诸肿满,湿痰蕴结脘腹痛。

(五)祛风湿药

独活

独活辛苦性温通,胜寒燥湿主祛风,
诸痹疼痛方必用,伏风头痛奏奇功。

威灵仙

灵仙气温味辛咸,祛风通络逐湿痰,
顽痹腰痛足膝弱,痛风骨哽脚气痊。

秦艽

秦艽辛苦性微温,祛风胜湿兼舒筋,
得痹着痹肩凝证,骨蒸劳热健奇勋。

木瓜

宣木瓜酸涩而温,祛风湿功效如神,
治湿痹水肿脚气,止霍乱吐泻转筋。

桑寄生

桑寄生平补肝肾,祛风湿壮骨强筋,
疗腰痛风寒湿痹,固胎元尤益妊娠。

五加皮

味甘气温五加皮,强筋健骨壮腰膝,
痿痹水肿与脚气,阳痿行迟亦能医。

白花蛇、乌梢蛇

白乌二蛇效略同,搜风通络而定性,
麻木不仁瘫痪痹,惊痛顽癣癞皮风。

豨莶草

豨莶祛风胜湿热,活络通痹利筋脉,
痿痹脚弱肢节痛,又治偏瘫口歪斜。

徐长卿

徐长卿祛风止痛,疗诸痹牙痛头风,
解蛇毒通经消肿,荨麻疹服之效宏。

(六)芳香化湿药

苍术

辛苦温燥茅苍术,发汗健脾尤燥湿,
风湿痿痹夜盲眼,湿阻泄泻肿满宜。

厚朴

温中下气姜厚朴,痰湿胀满称妙药,
喘满腹痛呕泻痢,湿阻气滞总能括。

藿香

藿香辛温气芳香,化湿解表功效彰,
霍乱吐泻暑湿证,寒热头痛效亦良。

砂仁、白蔻

健胃白蔻与砂仁,化食消积效如神,
吐泻腹痛胸胀满,化湿醒脾清浊分。

佩兰

佩兰芳香醒脾胃,化湿和中僻浊秽,
暑湿内蕴吐痞满,脾瘅甘腻力能退。

(七)利水渗湿药

茯苓

茯苓甘淡性和平,健脾渗湿小便通,
宁心安神化痰饮,脾虚湿盛百病宗。
赤苓化瘀利水道;茯神性中益心灵;
苓皮通利消水肿,腹胀肿满有奇功。

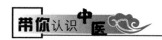

薏苡仁

苡仁甘淡性微寒,清热利湿健脾全,
湿盛土衰诸肿满,肠痈肺痈痹拘挛。

猪苓

猪苓渗泄入膀胱,功专利水效力彰,
湿热蕴结下焦结,肿瘤服之亦安康。

泽泻

泽泻性寒走下焦,得水通淋功效高,
水肿汇泻淋浊带,能保真阴相火存。

冬瓜皮

利水消肿冬瓜皮,暑热烦渴也可医,
肺热咳喘冬瓜仁,肺肠痈肿建功绩。

玉米须

性味甘平玉米须,水肿淋证有功绩,
利水消肿要重用,利湿退黄黄疸医。

葫芦

葫芦味淡气薄平,功专利水能消肿,
面腹肿满小便少,淋证黄疸添功用。

香加皮

辛苦温毒香加皮,利水消肿有功绩,
祛风除湿强筋骨,水肿痹证皆可医。

泽漆

苦寒有毒是泽漆,面肢腹水皆可医,
肺热咳嗽咳喘证,外治瘰核癣瘰疬。

车前子

降泄滑利车前子,湿热淋证有功绩,
暑湿泄泻目肿痛,热痰咳嗽皆可除。
痈疮肿毒车前草,解毒止血内外奇。

滑石

滑石利窍甘淡寒,湿热淋证效力专,
暑热烦渴湿温起,清热收湿疮可敛。

木通

上清下泄用木通,湿热淋痛脚气肿,
心烦尿赤口舌疮,下乳通经热痹清。

通草

轻虚色白称通草,清热利湿淋主疗,
通气上达行乳汁,药力较缓要记牢。

瞿麦

清心泄热用瞿麦,活血通经疗血热,
热淋血淋砂石淋,能导下焦膀胱结。

萹蓄

萹蓄味苦性微寒,膀胱湿热清除专,
热淋血淋有良效,杀虫止痒功效添。

地肤子

苦寒降泄地肤子,祛风止痒功可知,
膀胱湿热淋证疗,湿疹痛痒皆可使。

海金沙

甘寒质滑海金沙,诸淋涩痛疗效佳,
善治尿道有疼痛,膀胱湿热可降下。
海金沙藤同金沙,清热解毒功效夸。

石韦

石韦入肺与膀胱,热石血淋功效良,
肺热咳喘衄崩漏,凉血止血效力彰。

冬葵子

冬葵甘寒性滑利,淋证水肿建功绩,
乳房腹痛汁不下,又疗肠燥大便秘。

灯心草

灯心甘淡性微寒,治疗热淋药力专,
心烦失眠儿夜啼,口舌生疮咽痹痤。

萆薢

萆薢利湿分清浊,膏淋白浊为要药,
风湿痹证也可医,妇女带下湿盛疗。

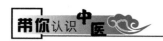

茵陈

苦寒降泄茵陈蒿,湿热黄疸为要药,
肝胆脾胃湿热犯,湿温湿疹亦可疗。

金钱草

甘淡微寒金钱草,湿热黄疸功效高,
石淋要药有专长,疮痈肿毒蛇伤疗。

虎杖

湿热黄疸用虎杖,能疗肿毒烧蛇伤,
血瘀经闭跌打伤,肺热咳嗽通便良。

地耳草

苦平退黄地耳草,湿热黄疸有功效,
诸痈肿毒皆可治,跌打损伤内外疗。

垂盆草

甘淡酸凉垂盆草,利湿退黄可增效,
疮痈肿毒蛇咬伤,内服外敷皆可疗。

(八)温里药

附子

附子纯阳性温通,回阳救逆有殊功,
阴寒诸证皆可用,肾命火衰肢体痛,
心阳不足脉微细,亡阳漏汗力能平。

干姜

干姜温中能回阳,寒饮咳嗽功效良,
吐泻腹痛四肢冷,阴虚内热不可尝。

肉桂

肉桂大热味辛甘,温补肾命治沉寒,
厥逆吐泻经寒闭,腹痛疝瘕服之安。

吴茱萸

吴萸温通降浊逆,阴寒湿邪均能祛,
呕吐吞酸脘腹痛,头痛泄泻疝痛宜。

细辛

细辛散寒祛头风,头痛齿痛咳逆平,
口舌生疮鼻渊证,风寒湿痹周身痛。

高良姜

暖胃散寒高良姜,行气消积止痛良,
脘腹疼痛因寒者,呕吐泻痢服之康。

荜拨

温中暖胃用荜拨,脘腹寒痛呕吐和,
能医肿痛寒包火,头痛牙痛鼻渊瘥。

丁香

丁香降逆温肾阳,虚寒呃逆呕吐良,
脘腹疼痛与泻痢,阳痿遗精可煎尝。

大茴香、小茴香

健脾开胃用茴香,脘腹胀痛呕吐良,
大茴温中暖脾胃,温下疗疝小茴强。

(九)理气药

橘皮

(附:橘核、橘叶、橘红)

橘皮又名称陈皮,行气化痰理肺脾,
健胃止呕平痰喘;橘核疗疝功效奇;
络通经隧叶消肿;橘红化痰白健脾。

枳实、枳壳

破气消积枳实功,化痰除痞大便通,
宽中降气消腹胀,枳壳力缓效亦同。

木香

木香辛苦气芳香,开胃调中止痛彰,
行气导滞除胀满,呕吐泻痢即安康。

香附

香附性平味苦辛,疏肝解郁功效真,
行气理血调经水,脘腹诸痛效如神。

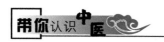

沉香

降气纳肾惟沉香,坠痰平逆壮元阳,
喘急呕吐呃逆降,心腹疼痛效最良。

川楝子

川楝苦寒清湿热,杀虫止痛为妙诀,
胃痛虫积偏坠疝,肝气不疏痛胸胁。

薤白

薤白通阳能下气,温中散结治胸痹,
辛苦气温性滑利,寒湿泄痢后重宜。

青皮

青皮下气消痰积,疏肝解郁气滞医,
胸胁胀痛与疝气,乳痈乳胀称妙奇。

大腹皮

味辛气温大腹皮,下气行水功效奇,
诸腹肿满与脚气,痞闷泄泻亦能医。

乌药

辛温顺气台乌药,寒凝气滞总能调,
胸腹胀痛少肠疝,膀胱冷气尿频数。

(十)消食药

山楂

山楂甘酸消肉积,入肝活血兼化瘀,
湿温欲呕挟食痢,产后腹痛经闭宜。

莱菔子

行气化痰莱菔子,消积除胀治痢疾,
宿食停滞脘腹满,痰喘胸滞与咳逆。

鸡内金

内金健胃主消积,收缩小便化结石,
饮食不化胃纳减,小儿遗尿亦能医。

大麦芽、谷芽

麦芽谷芽消食积,米面停滞尤堪施,

宿食不化脘腹胀,嗳腐吞酸不思食。

神曲

神曲甘平助胃气,尤消瓜果蔬菜积,

嘈杂呕吐泻与痢,脘腹胀满痞闷实。

(十一)驱虫药

使君子

使君子杀虫消积,助消化和胃健脾,

治蛔虫绦蛲可驱,服过量眩晕呃逆。

苦楝皮

苦楝根皮有小毒,虫积腹痛均堪服,

煎汤熏洗治阴痒,疥癣醋调局部涂。

槟榔

槟榔逐水而杀虫,消积豁痰大便痛,

蛔虫绦虫为主剂,宿食痰积脚气痛。

贯众

清热解毒用贯众,又能凉血与杀虫,

防治流感并肿毒,绦虫胙腮血热崩。

榧子

榧实润便而杀虫,宿食腹胀便秘通,

肺痨咳嗽咯吐血,主治虫积脘腹痛。

芜荑、鹤虱

芜荑鹤虱专杀虫,蛔蛲绦虫为主攻,

嗜食异物脘腹胀,钩虫肥之效亦灵。

雷丸

雷丸苦寒入阳明,泻热消积主杀虫,

绦虫蛔蛲钩虫病,研末吞服效更宏。

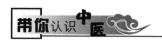

阿魏

阿魏杀虫消诸积,症瘕癖块均可施,

冲心暴痛积与聚,章疟寒热与痢疾。

(十二)止血药

大蓟、小蓟

甘苦气寒大小蓟,凉血止血又散瘀,

血热妄行为主治,热毒痈肿亦可医。

地榆

地榆苦酸气寒凉,凉血止血疗烫伤,

诸般出血煎服止,烫火烧伤外用良。

苎麻根

甘寒清热苎麻根,止血利尿效最真,

淋病癃闭吐下血,胎动丹毒蛇伤身。

紫珠、仙鹤草

紫珠鹤草住血崩,诸般失血有殊功,

紫珠清热消痈肿,仙鹤草芽又杀虫。

白及

肺胃出血用白及,咳吐呕血称妙奇,

研末吞服服最佳,外用敛疮且生肌。

三七

三七化瘀且止血,消肿止痛功最切,

诸般失血为主剂,跌损瘀肿效亦捷。

茜草

酸咸气寒茜草根,化瘀止血效如神,

血热吐衄崩漏痢,投服方知功效真。

蒲黄

行瘀止血用蒲黄,生破黑止各归方,

若欲活血止痛者,半生半熟酒炒良。

艾叶

艾叶温经住血崩,安胎止漏暖子宫,
月经不调因寒者,虚寒便血少腹痛。

血余炭

血余止血兼化瘀,咳吐淋衄崩漏宜,
痔瘘肠风与血痢,童便调服效更奇。

棕榈炭、侧柏叶

棕榈炭与侧柏叶,收敛止血为妙诀,
内外出血皆可用,崩漏肠风不可缺。

槐花

槐花苦寒入大肠,肠风血痢功效强,
痔瘘出血肛门裂,肝火目赤头痛尝。

白茅根

茅根甘寒清肺胃,利尿止血烦热退,
咳血吐衄与血淋,水肿尿涩服之最。

花蕊石

花蕊石化瘀止血,疗金疮坠跌伤折,
治吐衄咳血不止,愈溃疡功效最切。

干姜炭

干姜炮炭称黑姜,守而不走固脾阳,
吐血便血与崩漏,脾失统摄服之康。

(十三) 活血祛瘀药

川芎

川芎辛温能祛风,活血行气经脉通,
善能长散上癫顶,月经不调气血痛。

延胡索

玄胡醋制善止痛,活血行气功效灵,
月经不调瘀滞证,气血诸痛与痛经。

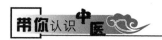

郁金

善解双郁郁金功,凉血破瘀结聚通,

吐衄逆经癫狂证,胁肋诸痛此为宗。

莪术、三棱

削坚三棱蓬莪术,行气破血消顽积,

脘腹硬痛积聚证,经闭症瘕与痞癖。

丹参

丹参祛瘀更生新,改善血行治冠心,

月经不调丹毒证,痈肿发斑症瘕平。

虎杖

虎杖活血外散风,清热利湿有奇功,

黄疸淋浊赤白带,痹痛经闭服之痛。

益母草

祛瘀生新益母草,胎产诸证经不调,

坤子益睛散风热,目赤昏工皆能疗。

红花

味辛气温红蓝花,活血通经效堪夸,

调经止痛行恶露,胎死难产跌损瘥。

牛膝

牛膝品分怀与川,生用破血功效专,

蒸熟强筋补肝肾,引药下行痹瘘安。

姜黄

姜黄破血兼行气,通经消坚疗风痹,

两胁疼痛跌损伤,功在祛瘀理肝脾。

泽兰

泽兰散瘀能舒肝,行血利水功效专,

经产瘀阻和症瘕,腹痛水肿淋漓安。

五灵脂

灵脂甘温入肝经,活血行瘀善止痛,

炒炭止血住崩漏,经产疝瘕瘀滞痛。

乳香、没药

止痛乳香与没药,化瘀消痈主外科,
诸般疼痛皆可用,随证佐使总能括。

苏木

苏木行血能祛瘀,跌扑损伤最相宜,
产后瘀阻和经闭,痈肿疼痛及风痹。

降香

降香能理气血痛,活血行气散寒凝,
肝胃气痛经不畅,跌损金疮效最灵。

桃仁

桃仁苦平破血瘀,润燥通秘治便结,
产后瘀阻跌损伤,经闭症瘕与蓄血。

穿山甲

通经活络穿山甲,消积削坚破症瘕,
托里排脓溃痈宜,风痹乳闭应如拿。

自然铜

续筋接骨自然铜,活血行瘀又止痛,
醋煅七次研末用,筋肉颤动且勿惊。

王不留行

王不留行专通利,催生下乳功效奇,
且能利湿止带下,痈疽疗毒用全株。

(十四)化痰止咳平喘药

半夏

半夏辛温燥湿痰,降逆止呕喘嗽安,
外用散结消痈肿,内治痰厥头晕眩。

天南星

辛苦气温天南星,燥湿化痰兼驱风,
卒中不语牙关紧,惊痫抽搐破伤风。

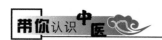

桔梗

载药上浮惟桔梗,宣肺祛痰亦排脓,

外感咳嗽咽喉肿,又治肺痈吐血脓。

旋覆花

辛咸气温旋覆花,下气消痰水饮瘥,

咳喘噫气胸胀满,水煎吞服效堪奇。

瓜蒌

瓜蒌宽胸肃肺气,润燥利痰疗胸痹,

咳嗽气喘肺金燥,乳癖乳痈效更奇,

蒌仁润肺主咳喘,花粉生津痈肿医,

蒌皮滑肠通大便,清热化痰均相宜。

贝母

贝母气寒味苦甘,清热润肺化燥痰,

痰热咳嗽与气喘,痰稠咽干咯吐难,

虚劳痰咳川贝佳,瘰疬痈肿浙贝痊。

杏仁

杏仁辛苦气本温,宣肺定喘效最真,

主治便秘与咳喘,内伤外感甘苦分。

百部

百部气寒味苦甘,杀虫润肺效通仙,

肺痨咳嗽咯吐血,蛔虫蛲虫服之安。

葶苈子

葶苈泻饮于肺胸,下导膀胱小便通,

气喘胸满痰壅盛,水肿腹满与结胸。

桑白皮

桑根白皮主喘息,功在泻肺行水气,

肺热咳喘胸胀满,小便不利水肿医。

苏子

苏子消痰肃肺气,宽胸定喘止咳逆,

咳嗽气喘痰壅盛,胸胁胀满服之宜。

（十五）平肝息风药

羚羊角

羚羊咸寒息肝风，清热镇惊主解痉，
肝风内动皆可用，子痫目赤有殊功。

石决明

平肝潜阳石决明，清热明目除骨蒸，
肝火内盛眩晕证，目生云翳赤肿痛。

代赭石

赭石味苦气本寒，质量沉降主镇肝，
呕吐噫气衄血止，肝火炎上诸证全。

钩藤

钩藤甘寒专解痉，功在清热息肝风，
高热惊厥与瘛疭，头痛眩晕煎服平。

天麻

天麻甘平入肝经，驱风胜湿而解痉，
头痛眩晕风湿痹，惊痫痉挛破伤风。

（十六）开窍药

麝香

麝香走窜气冽香，开窍通络醒神强，
风痰内闭卒中证，凉痫痈疽跌仆伤。

冰片

冰片辛凉气芳香，清热明目解毒良，
中风惊厥目赤肿，喉痹痈疽口舌疮。

苏合香

行窜止痛苏合香，通窍开郁行气良，
卒中暴厥心腹痛，痰迷神昏肢体僵。

石菖蒲

菖蒲辛温气芳香，逐痰开窍宜气良，
癫狂惊痫喋口痫，痰厥神昏服之康。

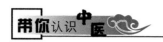

（十七）补虚药

人参

（附：党参、太子参）

人参甘温大补气，益血生津强肺脾，
诸虚百损皆可治，虚脱危证虚喘宜。
慢性虚弱宜党参，太子参医气阴虚。

黄芪

黄芪补气偏固表，自汗盗汗皆可疗，
生肌托脓治疮疡，泄泻水肿服之消。

白术

白术健脾兼燥湿，益中安胎堪为宜，
脾虚泄泻与水肿，痰饮带下和痢疾。

山药

山药原名为薯蓣，补肺益肾健胃脾，
浮肿泻痢赤白带，肾虚遗泄消渴医。

甘草

甘草味甘生微凉，调和诸药解毒强；
蜜炙微温益脾胃，缓急复脉可煎尝。

当归

当归号为补血君，活血润燥兼养阴，
妇科经产为主剂，头止尾破补用身。

熟地黄

壮水之主大熟地，补血滋肾生精液，
阴精不足营血弱，虚损劳极服之宜。

何首乌

首乌甘润味兼涩，生精益髓补肝血，
头晕目昏腰膝弱，遗精带下须发白。

白芍

白芍气寒味苦酸，养血敛阴主柔肝，
月经不调与自汗，腹痛泻痢和痉挛。

阿胶

止血养阴用阿胶,补肺安胎功效高,
虚劳咳血与崩漏,虚烦不眠皆可疗。

麦冬、天冬

麦冬天冬甘苦寒,清热润肺而除烦,
消渴心烦咳吐血,真阴不足大便难。

石斛

石斛益肾主养阴,清润肺胃而生津,
阴津不足虚热医,口渴咽燥如火熏。

枸杞子、女贞子

明目枸杞女贞子,滋补肝肾强腰膝,
头晕目眩肝阳亢,腰膝酸软和梦遗。
凉血乌发女贞佳,消渴阳痿宜枸杞。

龟板、鳖甲

龟板鳖甲退骨蒸,滋阴潜阳治遗精。
鳖甲软坚破症瘕,龟板壮骨住漏崩。

沙参、西洋参

甘寒沙参西洋参,益气生津养肺阴,
胃阴不足虚火盛,咳嗽口渴与失音。

玉竹

玉竹滋润性甘凉,肺胃阴伤效最良,
热病后期心烦渴,干咳无痰便秘尝。

百合

百合甘平补肺阴,清金止咳宁心神,
苦莫名状百合病,劳嗽咳血烦热临。

鹿茸

(附:鹿角胶、鹿角、鹿胎、鹿筋)

鹿茸助阳以生精,强健筋骨益智灵,
安胎住崩固冲任,更疗精冷腰脊痛。
补血止血鹿角胶,鹿角散瘀又止痛,
鹿胎种子益精血,腰膝酸软用鹿筋。

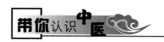

杜仲、续断

杜仲续断强腰脚,温补肝肾功效卓,
腰痛脚弱胎不固,崩漏带下月经多。

补骨脂

辛苦大温补骨脂,固精壮阳补肾脾,
腰膝冷痛五更泻,阳痿遗精尿淋滴。

蛤蚧、冬虫夏草

冬虫夏草蛤蚧尾,补肺益肾生精髓,
劳嗽咳血与虚喘,遗精早泄及阳痿。

淫羊藿

兴阳壮肾淫羊藿,风寒湿痹称妙药,
阳痿遗精为主治,肾阳不足腰膝弱。

肉苁蓉、锁阳

甘咸温润肉苁蓉,壮肾补血而生精,
主治阳痿腰膝痛,女子不育便秘通。
锁阳功似肉苁蓉,遗精早泄效最宏。

巴戟天、芦巴子

芦巴子与巴戟天,温肾助阳散风寒,
腰痛阳痿风寒痹,疝瘕脚气服之安。

骨碎补

味苦气温骨碎补,补肾壮阳续筋骨,
牙痛耳鸣目昏暗,折伤泄泻均堪服。

沙苑子、菟丝子

沙苑蒺藜菟丝子,补肾明目益精力,
阳痿早泄尿频数,遗精腰痛肝肾虚。

(十八)收涩药

五味子

收敛固涩辽五味,补肾养心善敛肺,
喘咳虚汗并久泻,且疗心悸治不寐。

乌梅

乌梅味酸气微温,驱虫止泻且生津,
久泻久痢蛔厥痛,疟疾烦渴效果真。

椿白皮

椿根白皮主便血,肠风血痢不可缺,
崩中痔瘘血不止,梦遗失精亦可摄。

赤石脂、禹余粮

赤石脂与禹余粮,收涩止泻固大肠,
崩漏便血赤白带,久泻滑痢颇相当。

莲子

(附:莲须、石莲子)

莲子性平味甘涩,清心固肾止泄泻,
遗精遗溺尿频数,崩漏带下泻痢截。
莲须收涩秘精气,固精缩便兼止血,
石莲专治噤口痢,开噤止痢为妙诀。

山茱萸

山茱萸滋补肝肾,固精气止汗敛阴,
益精髓聪耳明目,强腰膝健脑安神。

雄黄

雄黄解毒而杀虫,主治痈疽热毒疔,
毒蛇咬伤咽喉肿,胃肠虫积脘腹痛。

硫黄

硫黄酸温补肾命,外用消痈而杀虫,
肾命火衰腰膝冷,阳痿便秘疥癣灵。

中医常用方剂歌诀

麻黄汤(《伤寒论》)

麻黄汤中用桂枝,杏仁甘草四般施,
发热恶寒头项痛,喘而无汗服之宜。

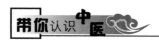

桂枝汤(《伤寒论》)

桂枝汤治太阳风,芍药甘草姜枣同,
解肌发表调营卫,表虚自汗正宜用。

九味羌活汤(《此事难知》)

九味羌活用防风,细辛苍芷与川芎,
黄芩生地同甘草,分经论治宜变通。

小青龙汤(《伤寒论》)

小青龙汤最有功,风寒束表饮停胸,
辛夏甘草和五味,姜桂麻黄芍药同。

止嗽散(《医学心悟》)

止嗽散内用桔梗,紫菀荆芥百部陈,
白前甘草共为末,姜汤调服止嗽频。

银翘散(《温病条辨》)

银翘散主上焦疴,竹叶荆牛豉薄荷,
甘桔芦根凉解法,清疏风热煮无过。

桑菊饮(《温病条辨》)

桑菊饮中桔杏翘,芦根甘草薄荷饶,
清疏肺胃轻宣剂,风温咳嗽服之消。

苓桂术甘汤(《金匮要略》)

苓桂术甘化饮剂,温阳化饮又健脾,
饮邪上逆胸胁满,水饮下行悸眩去。

败毒散(《太平惠民和剂局方》)

人参败毒茯苓甘,枳桔柴前羌独芎,
薄荷少许姜三片,时行感冒有奇功。

大承气汤(《伤寒论》)

大承气汤用硝黄,配伍枳朴泻力强,
痞满燥实四症见,峻下溶坚宜此方;
去硝名曰小承气,便鞭痞满泻热良,
调胃承气硝黄草,便秘口渴急煎尝。

温脾汤(《备急千金要方》)

温脾参附与干姜,甘草当归硝大黄,
寒热并行治寒积,脐腹绞结痛非常。

麻子仁丸(《伤寒论》)

麻子仁丸治脾约,大黄枳朴杏仁芍,
胃热津黏便难解,润肠通便功效高。

济川煎(《景岳全书》)

济川归膝肉苁蓉,泽泻升麻枳壳从,
肾虚津亏肠中燥,寓通于补法堪宗。

小柴胡汤(《伤寒论》)

小柴胡汤和解供,半夏人参甘草从,
更用黄芩加姜枣,少阳百病此为宗。

真武汤(《伤寒论》)

真武汤壮肾中阳,茯苓术芍附生姜,
少阴腹痛有水气,悸眩瞤惕保安康。

蒿芩清胆汤《重订通俗伤寒论》

蒿芩清胆枳竹茹,陈夏茯苓碧玉入,
热重寒轻痰湿重,胸痞呕恶总能除。

四逆散(《伤寒论》)

四逆散里用柴胡,芍药枳实甘草须,
此是阳郁成厥逆,疏肝理脾奏效奇。

逍遥散(《太平惠民和剂局方》)

逍遥散用归芍柴,苓术甘草姜薄偕,
疏肝养血兼理脾,丹栀加入热能排。

痛泻药方(《丹溪心法》)

痛泻要方用陈皮,术芍防风共成剂,
肠鸣泄泻腹又痛,治在泻肝与实脾。

半夏泻心汤(《伤寒论》)

半夏泻心黄连芩,干姜甘草与人参,
大枣合之治虚痞,法在降阳而和阴。

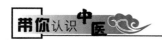

白虎汤(《伤寒论》)

白虎膏知甘草粳,气分大热此方清,
热渴汗出脉洪大,加入人参生气津。

实脾散(《重订严氏济生方》)

实脾苓术与木瓜,甘草木香大腹加,
草果附姜兼厚朴,虚寒阴水效堪夸。

清营汤(《温病条辨》)

清营汤治热传营,脉数舌绛辨分明,
犀地丹玄麦凉血,银翘连竹气亦清。

犀角地黄汤(《小品方》)

犀角地黄芍药丹,血热妄行吐衄斑,
蓄血发狂舌质绛,凉血散瘀病可痊。

二陈汤(《太平惠民和剂局方》)

二陈汤用半夏陈,益以茯苓甘草臣,
利气和中燥湿痰,煎加生姜与乌梅。

凉膈散(《太平惠民和剂局方》)

凉膈硝黄栀子翘,黄芩甘草薄荷饶,
竹叶蜜煎疗膈上,中焦燥实服之消。

普济消毒饮(《东垣试效方》)

普济消毒蒡芩连,甘桔蓝根勃翘玄,
升柴陈薄僵蚕入,大头瘟毒此方先。

导赤散(《小儿药证直诀》)

导赤生地与木通,草梢竹叶四般攻,
口糜淋痛小肠火,引热同归小便中。

龙胆泻肝汤(《医方集解》)

龙胆泻肝栀芩柴,生地车前泽泻偕,
木通甘草当归合,肝经干冷力能排。

泻白散(《小儿药证直诀》)

泻白桑皮地骨皮,甘草粳米四般宜,
参茯知芩皆可入,肺热咳喘此方先。

清胃散(《脾胃论》)

清胃散用升麻连,当归生地牡丹全,
或加石膏清胃热,口疮吐衄与牙宣。

玉女煎(《景岳全书》)

玉女煎用麦地黄,石膏知母牛膝尝。

温胆汤《三因极一病证方论》

温胆汤中苓半草,枳竹陈皮加姜枣,
虚烦不眠证多端,此系胆虚痰热扰。

芍药汤《素问病机气宜保命集》

芍药汤中用大黄,苓连归桂槟草香,
清热燥湿调气血,里急腹痛自安康。

白头翁汤(《伤寒论》)

白头翁汤治热痢,黄连黄柏与秦皮,
味苦性寒能凉血,解毒坚阴功效奇。

青蒿鳖甲汤(《温病条辨》)

青蒿鳖甲知地丹,阴虚发热服之安,
夜热早凉无汗出,养阴透热服之安。

理中丸(《伤寒论》)

理中丸主理中乡,甘草人参术干姜,
呕利腹痛阴寒盛,或加附子总扶阳。

小建中汤(《伤寒论》)

小建中汤芍药多,桂姜甘草大枣和,
更加饴糖补中脏,虚劳腹冷服之瘥。

吴茱萸汤(《伤寒论》)

吴茱萸汤人参枣,重用生姜温胃好,
阳明寒呕少阴利,厥阴头痛皆能保。

四逆汤(《伤寒论》)

四逆汤中附草姜,四肢厥冷急煎尝,
腹痛吐泻脉微细,急投此方可回阳。

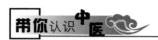
当归四逆汤(《伤寒论》)

当归四逆桂芍枣,细辛甘草与通草,
血虚肝寒手足冷,煎服此方乐陶陶。

阳和汤(《外科证治全生集》)

阳和汤法解寒凝,贴骨流注鹤膝风,
熟地鹿胶姜炭桂,麻黄白芥甘草从。

四君子汤《太平惠民和剂局方》

四君补气基本方,食少无力大便溏,
人参白术茯苓草,益气健脾功效强。
除却半夏名异功,或加香砂气滞使。

参苓白术散《太平惠民和剂局方》

参苓白术扁豆陈,山药甘莲砂薏仁,
桔梗上浮兼保肺,枣汤调服益脾神。

补中益气汤(《内外伤辨惑论》)

补中益气芪术陈,升柴参草当归身,
虚劳内伤功独擅,亦治阳虚外感因。

生脉散(《医学启源》)

生脉散治气阴虚,人参麦冬五味齐,
补气生津又敛阴,气短自汗诸证去。

玉屏风散(《医方类聚》)

玉屏风散最有灵,芪术防风鼎足形,
表虚汗多易感冒,药虽相畏效相成。

四物汤(《仙授理伤续断秘方》)

四物补血基本方,营血虚滞急煎尝,
熟地当归白芍芎,补血调经功效强。

归脾汤(《正体类要》)

归脾参芪术草姜,当归龙眼枣木香,
茯神远志酸枣仁,益气补血心脾强。

当归补血汤(《内外伤辨惑论》)

当归补血君黄芪,芪归用量五比一,
补气生血功独显,血虚发热用之宜。

炙甘草汤(《伤寒论》)

炙甘草汤参姜归,麦冬生地大麻仁,
大枣阿胶加酒服,虚厉晃痿效如神。

六味地黄丸(《小儿药证直诀》)

六味地黄益肾肝,茱薯丹泽地苓专,
更加知柏成八味,阴虚火旺自可煎。
养阴明目加杞菊,滋阴都气五味先,
肺肾两调金生水,麦冬加入长寿丸。

清气化痰丸(《医方考》)

清气化痰星夏橘,杏仁枳实瓜蒌实,
苓苓姜汁糊为丸,气顺火消痰自失。

大补阴丸(《丹溪心法》)

大补阴丸知柏黄,龟甲脊髓蜜成方,
咳嗽咯血骨蒸热,阴虚火旺制元阳。

一贯煎(《续名医类案》)

一贯煎中用地黄,沙参杞子麦冬襄,
当归川楝水煎服,阴虚肝郁是妙方。

肾气丸(《金匮要略》)

金匮肾气治肾虚,熟地淮药及山萸,
丹皮苓泽加桂附,引火归原热下趋。

三子养亲汤(《皆效方》)

三子养亲莱芥苏,顺气消滞喘咳除。

地黄饮子(《圣济总录》)

地黄饮子山茱斛,麦味菖蒲远志茯,
苁蓉桂附巴戟天,少入薄荷姜枣服。

天王补心丹(《校正妇人良方》)

天王补心柏子仁,二冬归地与三参,
桔苓远志朱砂蜜,枣味酸收血自生。

半夏白术天麻汤(《医学心悟》)

半夏白术天麻汤,苓草橘红大枣姜,
眩晕头痛风痰证,热盛阴亏切莫尝。

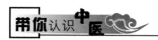

朱砂安神丸(《内外伤辨惑论》)

朱砂安神东垣方,归连甘草合地黄,
怔忡不寐心烦乱,清热养阴可复康。

桂枝茯苓丸(《金匮要略》)

金匮桂枝茯苓丸,桃仁芍药和牡丹,
等分为末蜜丸服,缓消瘀积胎可安。

柴胡疏肝散(《景岳全书》)

柴胡疏肝芍川芎,枳壳陈皮草香附,
疏肝行气兼活血,胁肋疼痛皆能除。

沙参麦冬汤(《温病条辨》)

沙参麦冬玉竹桑,花粉扁豆草煎汤。

真人养脏汤《太平惠民和剂局方》

真人养脏诃粟壳,肉蔻当归桂木香,
术芍参甘为涩剂,脱肛久痢早煎尝。

四神丸(《内科摘要》)

四神故纸与吴萸,肉蔻五味四般须,
大枣生姜为丸服,五更肾泄最相宜。

葶苈大枣泻肺方(《金匮要略》)

喘而不卧肺成痈,口燥胸痛数实呈,
葶苈一丸十二枣,雄军直入夺初萌。

保和丸(《丹溪心法》)

保和神曲与山楂,苓夏陈翘莱菔加,
炊饼为丸白汤下,方中亦可加麦芽。

乌梅丸(《伤寒论》)

乌梅丸用细辛桂,黄连黄柏及当归,
人参椒姜加附子,清上温下又安蛔。

健脾丸(《证治准绳》)

健脾参术苓草陈,肉蔻香连合砂仁,
楂肉山药曲麦炒,消补兼施此方寻。

枳实消痞丸(《兰室秘藏》)

枳实消痞四君全,麦芽夏曲朴姜连,

蒸饼糊丸消积满,消中有补两相兼。

越鞠丸(《丹溪心法》)

越鞠丸治六般郁,气血痰火食湿因,

芎苍香附兼神曲,气畅郁舒痛闷伸。

枳实薤白桂枝汤(《金匮要略》)

枳实薤白桂枝汤,厚朴瓜蒌合成方,

通阳理气又散结,胸痹心痛皆可尝。

半夏厚朴汤(《金匮要略》)

半夏厚朴痰气疏,茯苓生姜共紫苏,

加枣同煎名四七,痰凝气滞皆能除。

苏子降气汤《太平惠民和剂局方》)

苏子降气半夏归,前胡桂朴草姜随,

上实下虚痰嗽喘,或加沉香去肉桂。

定喘汤(《摄生众妙方》)

定喘白果与麻黄,款冬半夏白皮桑,

苏杏黄芩兼甘草,外寒痰热哮喘尝。

小半夏汤《金匮要略》

小半夏汤有生姜,化痰降逆基础方,

主治痰饮呕吐证,若加茯苓效力彰。

旋覆代赭汤(《伤寒论》)

旋覆代赭用人参,半夏姜甘大枣随,

重以镇逆咸软痞,痞硬噫气力能禁。

血府逐瘀汤(《医林改错》)

血府当归生地桃,红花甘草壳赤芍,

柴胡芎桔牛膝等,血化下行不作劳。

补阳还五汤(《医林改错》)

补阳还五赤芍芎,归尾通经佐地龙,

四两黄芪为主药,血中瘀滞用桃红。

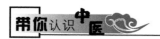

小蓟饮子(《济生方》)

小蓟饮子藕蒲黄,木通滑石生地襄,

归草黑栀淡竹叶,血淋热结服之良。

川芎茶调散《太平惠民和剂局方》

川芎茶调散荆防,辛芷薄荷甘草羌,

目昏鼻塞风攻上,正偏头痛悉能康。

五苓散(《伤寒论》)

五苓散治太阳府,泽泻白术与二苓,

温阳化气添桂枝,利便解表治水停。

三仁汤(《温病条辨》)

三仁杏蔻薏苡仁,朴夏白通滑竹伦,

水用甘澜扬百遍,湿温初起法堪遵。

羚角钩藤汤(《通俗伤寒论》)

俞氏羚角钩藤汤,桑菊茯神鲜地黄,

贝草竹茹同芍药,肝风内动急煎尝。

镇肝熄风汤《医学衷中参西录》)

镇肝熄风芍天冬,玄参牡蛎赭茵供,

麦龟膝草龙川楝,肝风内动有奇功。

天麻钩藤饮《杂病证治新义》

天麻钩藤石决明,杜仲牛膝桑寄生,

栀子黄芩益母草,茯神夜交安神宁。

大定风珠(《温病条辨》)

大定风珠鸡子黄,再合加减复脉汤,

三甲并同五味子,滋阴熄风是妙方。

杏苏散(《温病条辨》)

杏苏散内陈夏前,枳桔苓草枣姜研,

清宣温润治凉燥,咳止痰化病自痊。

八正散(《太平惠民和剂局方》)

八正木通与车前,萹蓄大黄滑石研,

草梢瞿麦兼栀子,煎加灯草痛淋蠲。

清燥救肺汤(《医门法律》)

清燥救肺参草杷,石膏胶杏麦胡麻,

经霜收下冬桑叶,清燥润肺效可夸。

麦门冬汤(《伤寒论》)

麦门冬汤用人参,枣草粳米半夏存,

肺痿咳逆因虚火,益胃生津此方珍。

增液汤(《温病条辨》)

增液玄参与地冬,热病津枯便不通,

补药之体作泻剂,但非重用不为功。

养阴清肺汤(《重楼玉钥》)

养阴清肺是妙方,玄参草芍麦地黄,

薄荷贝母丹皮入,时疫白喉急煎尝。

百合固金汤(《慎斋遗书》)

百合固金二地黄,麦冬玄参桔甘藏,

贝母芍药当归配,喘咳痰血肺家伤。

平胃散(《简要济众方》)

平胃散用朴陈皮,苍术甘草姜枣齐,

燥湿运脾除胀满,调味和中此方宜。

藿香正气散《太平惠民和剂局方》

藿香正气大腹苏,甘桔陈苓术朴俱,

夏曲白芷加姜枣,感伤岚瘴并能驱。

海藻玉壶汤(《外科正宗》)

海藻玉壶带昆布,青陈二皮翘贝母,

独活甘草夏归芎,消瘿散结效或睹。

鳖甲煎丸《金匮要略》

鳖甲煎丸疟母方,䗪虫鼠妇及蜣螂,

蜂窠石韦人参射,桂朴紫葳丹芍姜,

瞿麦柴芩胶半夏,桃仁葶苈和硝黄,

疟疾日久胁下硬,结消积化保安康。

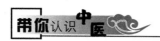

犀黄丸（《外科证治全生集》）

犀黄丸内用麝香，乳香没药与牛黄，

乳岩横痃或瘰疬，正气未虚均可尝。

其他歌诀

（一）十八反歌诀

本草明言十八反，半蒌贝及蔹攻乌，

藻戟遂芫俱战草，诸参辛芍叛藜芦。

（二）十九畏歌诀

硫黄原是火之精，朴硝一见便相争，

水银莫与砒霜见，狼毒最怕密陀僧。

巴豆性烈最为上，偏与牵牛不顺情，

丁香莫与郁金见，牙硝难合京三棱。

川乌草乌不顺犀，人参又忌五灵脂，

官桂善能调冷气，若逢石脂便相欺。

（三）妊娠禁用药物歌诀

芫斑水蛭与虻虫，乌头附子配天雄；

野葛水银并巴豆，牛膝薏苡与蜈蚣；

三棱芫花代赭麝，大戟蝉蜕黄雌雄；

牙硝芒硝牡丹桂，槐花牵牛皂角同；

半夏南星与通草，瞿麦干姜桃仁通；

硇砂干漆蟹爪甲，地胆茅根与䗪虫。

（四）妊娠慎用药物歌诀

牛膝川芎枳实姜，桃仁红花与大黄，

芒硝丹皮番泻叶，附子肉桂与芦荟。

（五）煎药用具歌诀

煎药最宜用砂锅，如用铁铝则用错，
如无砂锅用搪瓷，不锈钢锅煎也可。

（六）煎药方法歌诀

煎药宜用凉水煮，煎煮二次方可弃，
煎的药液及时滤，药渣压榨方可弃，
头煎二煎放一起，分装两瓶早晚服，
合煎之外有特殊，先后另包冲烊齐。

（七）煎药用水量歌诀

煎药用水量要当，可使治疗效果良，
汤剂类型有不同，用水之量不一样。
解表药剂用水少，头煎四百六百量，
一般药剂五七百，滋补药剂七九百。
二煎用水量较少，头煎一半量即可，
每煎一次得药液，一百五十最适宜。

（八）煎药火候歌诀

煎药火候很重要，分为文火和武火，
文火小火温度低，武火大火温度高。
一般未沸用武火，已沸之后改文火，
滋补药剂如是用，解表药剂宜武火。

（九）煎药时间歌诀

煎药时间有长短，煎药质量有高低，
解表略短滋补长，均从已沸开始算，
解表药剂第一煎，一十五六分之间，
一般药剂第一煎，二十五六分之间，
滋补药剂第一煎，三十五六分之间，
二煎时间可略短，一煎四分之三算。

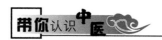

（十）服药时间歌诀

服药时间有讲究，一般药物饭后服，
补药早晚空腹服，润肠泻下宜空腹，
驱虫药宜晨空腹，消化药宜在饭后，
安神缓下涩精遗，临睡之前服用优。

（十一）服药方法歌诀

服药方法温凉热，解表药物温热喝，
服后喝些热稀粥，为助发汗加被卧，
祛寒药物宜热服，解毒清热宜凉服，
寒吐热服热吐凉，每次少量可频服。

（十二）服药数量歌诀

服药数量分年龄，成人每次百毫升，
一岁以内五分一，一至三岁四一成，
四至七岁三分量，八至十岁可半量，
十一岁至十五岁，依据成人即可行。

（十三）服药次数歌诀

一般病情日一剂，早晚分服即可行，
每隔四时服一次，用于病情危重急，
也可间日或代茶，病情轻浅可缓治。

（十四）饮食禁忌歌诀

生冷辛热与油腻，腥膻食物有刺激。
热病辛辣油煎忌，寒病不把生冷食。
胸痹患者忌肥肉，内脏烟酒也要避。
肝阳上亢头晕眩，烦躁易怒脾气急。
胡椒辣椒大蒜酒，辛热助阳请远离。
寒冷坚硬难消化，脾胃虚弱忌黏腻。
鱼虾蟹腥辛辣物，疮疡皮肤不要食。